Avuwa Joseph Oteri

Conhecimentos dos profissionais de saúde sobre a prestação de serviços de imunização

Avuwa Joseph Oteri

Conhecimentos dos profissionais de saúde sobre a prestação de serviços de imunização

ScienciaScripts

Imprint

Any brand names and product names mentioned in this book are subject to trademark, brand or patent protection and are trademarks or registered trademarks of their respective holders. The use of brand names, product names, common names, trade names, product descriptions etc. even without a particular marking in this work is in no way to be construed to mean that such names may be regarded as unrestricted in respect of trademark and brand protection legislation and could thus be used by anyone.

Cover image: www.ingimage.com

This book is a translation from the original published under ISBN 978-620-2-31305-6.

Publisher:
Sciencia Scripts
is a trademark of
Dodo Books Indian Ocean Ltd. and OmniScriptum S.R.L publishing group

120 High Road, East Finchley, London, N2 9ED, United Kingdom
Str. Armeneasca 28/1, office 1, Chisinau MD-2012, Republic of Moldova, Europe
Printed at: see last page
ISBN: 978-620-7-96392-8

Introdução:

A imunização é uma das medidas de saúde pública com melhor relação custo-eficácia, tendo sido demonstrado que previne mais de dois milhões de mortes por ano. Foram adicionadas novas vacinas aos seis antigénios originais que estavam disponíveis quando o programa de vacinação alargado foi introduzido em 1974. A Nigéria adoptou uma introdução faseada da vacina pentavalente em 2012 e, como parte das actividades de pré-introdução, os conhecimentos dos profissionais de saúde sobre a prestação de serviços foram actualizados através de formação sobre a vacina pentavalente.

Objetivo:

Avaliar o impacto da formação antes da introdução da vacina pentavalente na administração de imunizações, centrando-se nos conhecimentos dos profissionais de saúde sobre a administração de imunizações, comparando indivíduos formados e não formados.

Metodologia:

Tratou-se de um estudo transversal comparativo que envolveu 349 profissionais de saúde do Estado de Edo (n = 177), onde a formação sobre a vacina pentavalente teve lugar, e do Estado do Delta (n = 172), onde a formação ainda não tinha tido lugar na altura do estudo. Os dados foram recolhidos através de questionários pré-validados e analisados com recurso ao SPSS.

Resultados:

Registou-se uma diferença estatisticamente significativa entre os dois Estados, com 62,1% dos trabalhadores em Edo a terem bons conhecimentos, em comparação com 39% em Delta (p=0,00). Também se verificou uma diferença significativa nos conhecimentos do pessoal com formação e sem formação (p=0,00), no nível de educação (terciário melhor do que secundário) (p=0,03), nos grupos profissionais (superior melhor do que inferior) (p=0,02) e nos anos de experiência profissional (p=0,02), mas não se verificou uma relação significativa entre pessoal supervisionado e não supervisionado (p=0,16) ou tipo de estabelecimento de saúde (p=0,08).

Conclusão:

O estudo demonstrou que a formação teve um impacto positivo nos conhecimentos dos profissionais de saúde sobre a prestação de serviços, tendo sido recomendada uma formação de atualização para os profissionais de saúde, a fim de reforçar as suas capacidades.

Palavras-chave: formação, avaliação, conhecimentos, prestação de serviços de imunização

Contagem de palavras:

Resumo = 282

Total = 10,757

OBRIGAÇÃO:

Gostaria de agradecer sinceramente à minha orientadora de dissertação, Linda Mason, pela sua orientação, encorajamento e apoio durante todo o processo de dissertação. O mesmo se aplica a Nigel Fuller, o meu orientador geral de dissertação, por todos os seus contributos para a conclusão deste projeto. Os meus agradecimentos vão para a minha antiga procuradora, Sonila Tomini

Gostaria também de agradecer a David Pelham, o meu supervisor de estudos, pelo seu apoio, especialmente durante os momentos difíceis desta dissertação. Gostaria também de expressar o meu apreço a todos os meus supervisores de módulo. Aos meus colegas - Noah, Eleonu e Adewumi - agradeço os vossos contributos para este programa.

Estou grato a todos os que me encorajaram durante este programa. O meu diretor no gabinete - Dr. Abanida - que insistiu que eu devia ter um diploma MPH para coroar a minha contribuição para a imunização na Nigéria. Dr. Omozuwa, obrigado pelo seu apoio inestimável, pois assegurou que esta dissertação fosse bem feita. Dr. Yisa, Onwu, Wonodi, Okpetu e Ali, sempre me apoiaram. Kunle Akerele, Ola Aduroja e a minha equipa de escritório - Jerry, Ene, Dr. Ukpong e Ntuk - não tenho palavras para lhes agradecer por terem tratado de tudo, mesmo a horas estranhas.

Os meus agradecimentos especiais vão para a minha família - a minha mãe, as minhas irmãs e os meus irmãos pelas suas orações, a minha mulher Priye, que apoiou os meus estudos mesmo quando isso significava que podia passar menos tempo comigo, e a minha querida filha Ezime e o meu filho Fejiro pela sua compreensão.

Agradeço aos Ministérios da Saúde dos Estados de Edo e Delta por autorizarem a realização do estudo nos seus Estados e aos meus sujeitos pela sua participação no estudo.

E, finalmente, o meu maior agradecimento vai para Deus Todo-Poderoso, que me deu a força e a dedicação necessárias para perseverar.

Este trabalho é dedicado a Deus Todo-Poderoso, o meu Criador, sem o qual o investigador não poderia existir.

Dedico-lhe este trabalho:

1. Meus amigos e colegas de vacinação já falecidos, Dr. Edward Dede e Fred Willis (também estudante do UOL), que morreram na explosão da bomba na Casa da ONU em agosto de 2011.
2. A minha mulher, Priye Oteri, a minha filha, Ezime Oteri, e o meu filho, Fejiro Oteri, pelo seu apoio inabalável e pela sua compreensão quando o programa não lhes dá atenção.
3. A minha mãe - Esther Oteri, as minhas irmãs - Helen e Comfort, os meus irmãos - Isaiah e Godwin - pelas suas orações e apoio constante

Lista de abreviaturas:

AEFI	-	Adverse Events Following Immunization
AFRO	-	African Regional Office (WHO)
CDC	-	Centre for Disease Control and prevention
CHEWs	-	Community Health Extension Workers
CHOs	-	Community Health Officers
cMYP	-	Comprehensive Multi-Year Plans
DFID	-	Department for International Development
DPT	-	Diphtheria Pertussis Tetanus
DPT3	-	Diphtheria Pertussis Tetanus 3rd Dose
EPI	-	Expanded Programme on Immunization
EU	-	European Union
EVM	-	Effective Vaccine Management
FMOH	-	Federal Ministry of Health
GAPPD	-	Global Action Plan for Pneumonia and Diarrhoea
GAVI	-	Global Alliance for Vaccines and Immunization
GIVS	-	Global Immunization Vision and Strategy
GVAP	-	Global Vaccine Action Plan
IEC	-	Information, Educational and Communication
IPDs	-	Immunization Plus Days
LGA	-	Local Government Area
LGAs	-	Local Government Areas
LIDs	-	Local Immunization Days
MDG	-	Millennium Development Goal
Mgt	-	Management
MLM	-	Middle Level Management
MOH	-	Ministry of Health
NDHS	-	National Demographic Health Survey
NICS	-	National Immunization Coverage Survey
NPC	-	National Population Commission
NPHCDA	-	National Primary Health Care Development Agency
NPI	-	National Programme on Immunization
OPV	-	Oral Polio Vaccine
OPV3	-	Oral Polio Vaccine 3rd Dose
PCV	-	Pneumococcal Conjugate Vaccine
PEI	-	Polio Eradication Initiative
PHC	-	Primary Health Care
PHCUOR	-	Primary Health Care Under One Roof
PIRI	-	Periodic Intensification of Routine Immunization
RED	-	Reaching Every District
REW	-	Reaching Every Ward
TOT	-	Training of Trainers
UCI	-	Universal Child Immunization
UN	-	United Nation
UNICEF	-	United Nations Children's Fund
USAID	-	United State Agency for International Development
VPDs	-	Vaccine Preventable Diseases
WHO	-	World Health Organization,
Yrs	-	Years

CAPÍTULO 1: INTRODUÇÃO, ANTECEDENTES E ANÁLISE DA LITERATURA

1.1 Panorama geral e antecedentes

A imunização é uma das intervenções de saúde pública com melhor relação custo-eficácia para prevenir as doenças e a mortalidade infantis (OMS, 2009). A sua imensa contribuição para a saúde pública ajudou a erradicar a varíola e a eliminar a poliomielite num punhado de países em todo o mundo (Philipe et al., 2009). A imunização contra a difteria, o tétano, a tosse convulsa e o sarampo evita cerca de dois a três milhões de mortes de crianças por ano e muitas mais mortes de pessoas idosas, por exemplo, 600 000 mortes por ano devido à vacinação contra a hepatite B (Philipe et al., 2009). A imunização utiliza vacinas para proteger contra doenças, induzindo imunidade no indivíduo. A imunização exige um sistema de saúde funcional, com profissionais de saúde bem informados e conscientes da importância das vacinas, bem como boas infra-estruturas e um sistema de apoio logístico para garantir a eficácia das vacinas (OMS, 2009). A OMS lançou o Programa Alargado de Vacinação (PAV) em 1974, com o objetivo de melhorar o acesso universal das crianças às vacinas, combatendo simultaneamente as seis doenças mortais (tuberculose, difteria, tosse convulsa, tétano, poliomielite e sarampo). Desde o início do PAV, registaram-se progressos notáveis na imunização das crianças em todo o mundo, em particular na introdução de novas vacinas, com a maioria dos países a incluir pelo menos duas novas vacinas - hepatite B, Haemophillus influenza tipo b, febre amarela, rotavírus - nos seus calendários de imunização desde 2000 (OMS, 2014).

1.2 Imunização e introdução de novas vacinas na Nigéria

A Nigéria, tal como a maioria dos outros países, fornece vacinas ao abrigo da plataforma do PEI. O PAV foi lançado na Nigéria com o objetivo de fornecer imunização a cada novo grupo de nascimentos através de serviços hospitalares, de proximidade ou móveis. O programa inclui uma série de componentes interligados, como a prestação de serviços, o fornecimento e a qualidade das vacinas, a logística, a sensibilização e a comunicação, e a monitorização (Wiysonge et al., 2013). Desde o lançamento do programa do PAV, foram desenvolvidas muitas iniciativas globais, regionais e locais, todas com o objetivo de aumentar a cobertura da vacinação ou de introduzir as vacinas e tecnologias mais recentes a novas coortes de nascimentos, ajudando a proteger mais crianças contra uma vasta gama de doenças evitáveis por vacinação (Machingaidze et al., 2013):

- Imunização infantil universal (UCI)
- Visão e Estratégia Globais de Imunização (GIVS)
- Aliança GAVI (antiga Aliança Mundial para as Vacinas e a Imunização)
- Iniciativa de Erradicação da Poliomielite (PEI)
- Plano de Ação Mundial para as Vacinas (Década das Vacinas)
- Reaching Every District (RED) adaptado como Reaching Every Ward (REW) na Nigéria
- O plano de ação global integrado para a pneumonia e a diarreia (GAPPD)

Estas iniciativas exigem que os profissionais de saúde tenham um bom conhecimento dos procedimentos de prestação de serviços de imunização, uma vez que a sua ausência constitui uma barreira à imunização de rotina (Wonodi et al., 2012). Da mesma forma, o conhecimento do manuseamento e administração adequados das vacinas minimiza o risco de administrar vacinas ineficazes ou contaminadas que podem causar reacções adversas raras (USAID, 2003 e Musa et al., 2006). A Nigéria introduziu a vacina pentavalente, que é uma combinação de antigénios contra a difteria, a tosse convulsa, o tétano, a hepatite B e o hemófilo.

As vacinas contra a febre-amarela foram incluídas no programa nacional de vacinação em 2003. Com a introdução de novas vacinas, a carga de trabalho dos profissionais de saúde aumenta, uma vez que têm de efetuar mais cálculos para as vacinas e cumprir os requisitos logísticos durante a administração das vacinas para garantir a sua eficácia. Esta carga de trabalho adicional exige a formação dos profissionais de saúde como uma das medidas preparatórias para a introdução de novas vacinas (Mantel & Wang, 2012).

1.3 Importância da formação em saúde pública na prestação de serviços de imunização e justificação para este estudo

Juntamente com os recursos financeiros, o pessoal de saúde é de importância central para alcançar e manter os cuidados de saúde universais. A qualidade dos serviços prestados está diretamente relacionada com as competências da força de trabalho no sector da saúde (OMS, 2014A). À medida que mais e mais vacinas novas se tornam disponíveis, o sistema de imunização precisa de uma força de trabalho bem treinada e motivada para as administrar (Okwo-Bele et al., 2012). A formação dos vários quadros de profissionais de saúde envolvidos na prestação de serviços de imunização é, portanto, crucial, especialmente no que diz respeito ao armazenamento, manuseamento e administração corretos das vacinas, uma vez que erros em qualquer um destes aspectos podem levar a eventos adversos após a vacinação, que podem ter consequências desastrosas.

O Escritório Regional da OMS para África introduziu a estratégia de reforço de capacidades Reaching Every District (RED) em 2002 para melhorar o acesso à imunização. A estratégia, que foi adaptada na Nigéria em 2004 como Reaching Every Ward (REW), incluía cinco componentes, todos relacionados com o reforço da capacidade de imunização dos trabalhadores da saúde (OMS, 2013).

Os resultados de uma avaliação nacional da ERS na Nigéria, efectuada em 2008, revelam insuficiências em todas as componentes da estratégia da ERS. O planeamento e a gestão dos recursos, que dependem em grande medida da capacidade dos profissionais de saúde, eram deficientes, com apenas 37% dos estabelecimentos de saúde a disporem de planos de sessão (NPHCDA, 2009). Uma avaliação da RED em nove países efectuada pelo Gabinete Regional Africano da OMS mostra os mesmos resultados fracos. Foram identificadas lacunas na formação e na capacidade de gestão em muitos distritos e entre o pessoal das unidades de saúde. Este facto fez com que a formação do pessoal do PAV e a disponibilização de tempo adequado para supervisão e formação no local de trabalho fossem uma recomendação fundamental da avaliação (OMS et al., 2007).

O progresso na prestação de serviços de imunização na Nigéria é atribuído à melhoria das competências de gestão dos profissionais de saúde em relação à imunização, em resultado das acções de formação realizadas (NPHCDA, 2011), mas até à data não foi publicada qualquer avaliação do impacto destas acções de formação. Por conseguinte, este estudo é realizado com profissionais de saúde formados e não formados que emergem da introdução faseada da vacina pentavalente para avaliar os conhecimentos dos profissionais de saúde sobre a administração da imunização, ao mesmo tempo que se avalia o impacto da supervisão e de outras informações sociodemográficas nos seus conhecimentos sobre a administração da imunização.

1.4.1 Introdução:

O objetivo desta revisão da literatura é analisar os artigos disponíveis sobre o impacto da formação pré-introdução e de outras actividades de reforço de capacidades relacionadas com a introdução de novas vacinas nos conhecimentos dos profissionais de saúde. O objetivo é explorar o impacto da formação dos profissionais de saúde nos seus conhecimentos gerais sobre a prestação de serviços de imunização.

1.4.2 Estratégia de pesquisa bibliográfica

A pesquisa abrangeu artigos publicados na biblioteca em linha da Universidade de Liverpool entre 2000, quando a maioria das vacinas novas e subutilizadas foram introduzidas nos países em desenvolvimento, e a atualidade, utilizando as principais bases de dados EBSCO, Emerald, Science Diret, PubMed, Scopus, MEDLINE, Medline com texto integral, Global Health, Diretory of open access e Google scholar. Foram também pesquisadas publicações nos sítios Web de organizações internacionais como a OMS, a USAID, o CDC e a UNICEF, bem como estatísticas do governo nigeriano, dos ministérios da saúde e das entidades paraestatais. Foram utilizados vários termos de pesquisa, conforme descrito na Caixa 1

Caixa 1: TERMOS UTILIZADOS NA INVESTIGAÇÃO/COMBINAÇÃO DA LITERATURA

"Imunização" ou "Vacinação" ou "Vacina" ou "Programa Alargado de Imunização" ou "Pentavalente" ou "Imunidade" ou "Patogénese" ou "Anticorpos" ou "Mortalidade" ou "Incidência" ou "Imunização Estado Edo" ou "Imunização Estado Delta" ou "Imunização Região Sul-Sul, Nigéria" ou "Imunização Nigéria" ou "Trabalhadores da saúde/imunização" ou "Formação de trabalhadores da saúde/imunização" ou "Novas vacinas" ou "Vacinas pentavalentes" ou "Vacinas contra o sarampo" ou "Vacinas contra a poliomielite" ou "Formação de trabalhadores da saúde/imunização" ou "Formação de trabalhadores da saúde/imunização" ou "Formação de trabalhadores da saúde/imunização" ou "Formação de trabalhadores da saúde/imunização".vaccines" ou "training of health workers" ou "training of health workers" ou "training of health workers and immunisation" ou "immunisation programme" ou "new immunisation protocol" ou "immunisation service delivery" ou "new vaccine introduction in Nigeria" ou "introduction of new vaccines_In a country immunisation programme" ou "health workers knowledge on immunisation service delivery" ou "training of health workers on new vaccines introduction" ou "evaluation of health workers training on immunisation service delivery" ou "effect of health workers training on immunisation service delivery"

A pesquisa bibliográfica inicial produziu 9783 artigos sobre a imunização e os conhecimentos e formação dos profissionais de saúde. Ao limitar a pesquisa às vacinas pentavalentes, foram encontrados 585 artigos, que foram ainda mais reduzidos para 115 artigos quando se utilizou o Haemophilus influenza tipo B (o antigénio adicional da vacina pentavalente). Depois de eliminados os artigos sobre estudos em animais, vacinas não IEP, vacinação de adultos e estudos epidemiológicos, restaram 57 artigos. Além disso, alguns dos artigos não foram utilizados porque estavam escritos noutras línguas que não o inglês; alguns foram considerados duplicados; outros não se centravam na imunização de rotina. Este facto reduziu a relevância dos artigos, restando 24 artigos que foram revistos e utilizados.

1.4.3 Resumo da literatura analisada

Como a Nigéria foi o primeiro país a introduzir a vacina pentavalente, havia poucos dados sobre a Nigéria neste domínio. Por conseguinte, a maior parte da literatura analisada provinha de outros países que introduziram estas vacinas. Segue-se um resumo das conclusões.

O conhecimento é geralmente definido como crenças corretas e justificadas, e o objetivo de um bom conhecimento é que este se possa traduzir em boas decisões, na resolução de problemas e na execução de acções (Hunt, 2003). A avaliação do conhecimento resulta da observação do desempenho num teste concebido para determinar as crenças de um indivíduo. Os conhecimentos sobre a imunização podem ser avaliados observando os profissionais de saúde a executar os serviços ou respondendo a perguntas de escolha múltipla ou a uma combinação de ambos. Neste estudo, o conhecimento é medido pela capacidade dos participantes de assinalar a resposta correta entre as diferentes opções

Sabe-se que a crescente complexidade dos programas de imunização aumenta a necessidade de profissionais de saúde bem treinados e capazes, uma vez que as competências técnicas devem ser suficientes para administrar o número crescente de vacinas às crianças, cujo número e grupos etários também estão a aumentar (Shen et al., 2014). Neste contexto, a avaliação de Ehiri et al. (2005) da qualidade dos serviços de saúde infantil prestados por profissionais de saúde em instalações de CSP em Calabar, Nigéria, utilizando questionários auto-relatados, concluiu que os profissionais de saúde tinham 62% de conhecimentos sobre imunização, o que era mais elevado do que qualquer outro aspeto dos CSP. O estudo analisou os cuidados de saúde num contexto urbano, pelo que poderia haver diferenças significativas se fossem transferidas para as zonas rurais, como se viu no trabalho de Carlos & Gunnar (2007) e Berhane & Demissie (2000), onde foram encontrados baixos níveis de conhecimento da gestão da imunização nas zonas rurais. O estudo de Uskun et al. (2008), realizado na Turquia e que envolveu 229 trabalhadores dos CSP num desenho experimental de pré e pós-teste, encontrou uma melhoria estatisticamente significativa nos conhecimentos sobre imunização (P<0,001). No entanto, a duração da intervenção foi de apenas três dias e a maioria dos participantes era responsável pela imunização nas suas instalações, pelo que foi mais fácil obter resultados positivos deste grupo, uma vez que o material de formação era aplicável à sua rotina diária. Do mesmo modo, o estudo transversal de Onprasonk et al. (2011), que utilizou questionários, observações e auditorias na província de Kalasin, na Tailândia, mostrou que os profissionais de saúde que tinham recebido formação "suficiente" sobre o programa alargado de vacinação tinham melhores conhecimentos do que os profissionais de saúde que não tinham recebido formação (P<0,001). O estudo envolveu 117 inquiridos de 90 estabelecimentos de saúde. O estudo também mostrou que os profissionais de saúde que tinham dois ou mais anos de experiência em imunização tinham melhores conhecimentos do que os profissionais de saúde com menos de dois anos de experiência (P<0,001). Como este estudo foi efectuado apenas na província de Kalasin, não pode ser considerado representativo de toda a Tailândia.

1.4.3.2 Formação do pessoal de saúde para a introdução de novas vacinas.

A formação de atualização dos profissionais de saúde sobre a nova vacina é importante porque o nível de conhecimento dos profissionais de saúde depende do tempo de formação, da sua profissão, da qualidade da formação e do seu envolvimento no serviço de imunização (Ryan et al., 1990). Consequentemente, para uma introdução bem-sucedida de novas vacinas nos programas nacionais de imunização, uma formação de elevada qualidade deve ser combinada com uma monitorização e supervisão eficazes e uma melhor gestão dos dados a nível operacional (Lahariya et al., 2013).

Na avaliação de Lahariya de 2013 sobre o lançamento da vacina contra a hepatite B na Índia, verificou-se que 80% dos gestores de programas e 89% dos profissionais de saúde tinham participado em workshops de sensibilização/formação. No entanto, os seus conhecimentos sobre vários aspectos da vacina eram insuficientes, o que indica a necessidade de uma formação de qualidade. O estudo envolveu 143 participantes, incluindo gestores de programas de imunização, responsáveis por dados e vacinas e pediatras. No entanto, a fraca cobertura da vacina contra a hepatite B utilizada para avaliar o nível de conhecimento poderia ter sido causada por outros factores, como a falta de fornecimentos e a falta de um mecanismo para registar as doses de nascimento observadas no estudo. O estudo transversal de Otieno, realizado em 2012 em Nairobi, no Quénia, que envolveu 297 profissionais de saúde (enfermeiros, médicos, funcionários clínicos e funcionários de saúde pública), concluiu que o pessoal com formação tinha significativamente mais conhecimentos sobre o armazenamento de vacinas e que a formação frequentada antes desta formação específica foi tida em conta. Além disso, o autor reconheceu que um curso de formação de três dias não é suficiente para formar os profissionais de saúde envolvidos na prestação de serviços de imunização infantil (Otieno, 2012).

1.4.3.3 Impacto da posição, experiência profissional e tipo de organização de cuidados de saúde no conhecimento da prestação de serviços de imunização.

A avaliação de Otieno (2012) também mostrou que o quadro dos profissionais de saúde tinha um impacto no conhecimento. Os médicos tinham a maior proporção de pessoas que sabiam sobre vacinas e doenças relacionadas (92%). Os enfermeiros tinham a menor proporção de pessoas que sabiam sobre vacinas (5%), enquanto os funcionários de saúde pública tinham a menor proporção (14%) de pessoas que sabiam sobre doenças. Relativamente ao armazenamento e administração da vacina pentavalente, os enfermeiros tinham uma proporção mais elevada (48%) do que outros grupos profissionais, enquanto os médicos tinham a proporção mais baixa (13%). Do mesmo modo, Bolarinwa et al (2011), no seu estudo transversal que envolveu 247 trabalhadores dos cuidados de saúde primários, constituídos por agentes comunitários de extensão da saúde (CHEW), enfermeiros/parteiras, agentes comunitários de saúde e pessoas com licenciatura em ciências (BSc) e outros com diferentes períodos de experiência profissional em Ilorin, na Nigéria, mostraram que o quadro e os anos de experiência profissional tinham um efeito significativo nos conhecimentos e nas práticas dos trabalhadores da saúde sobre práticas de injeção seguras. O resultado mostrou uma diferença significativa nos conhecimentos e na atitude em relação à injeção segura de acordo com o quadro (P= 0,0064), sendo a proporção de pessoas com bons conhecimentos e atitudes mais elevada entre os titulares de licenciatura (86%) e mais baixa entre os CHEW (49%). Também se verificou uma diferença significativa nos conhecimentos e atitudes em termos de anos de experiência de trabalho (P=0,00), com os inquiridos com menos de um ano de experiência de trabalho a apresentarem a proporção mais baixa (17%) de pessoas com bons conhecimentos e atitudes. No entanto, existia um grupo designado por "Outros" neste estudo, composto por 30 inquiridos, 61% dos quais tinham bons conhecimentos e atitudes (mais do que os OCS e os GCS). Não havia informações sobre as qualificações do pessoal, o que poderia afetar a proporção de pessoas com bons conhecimentos e atitudes se fossem devidamente classificadas num determinado quadro. Na mesma linha, o estudo transversal de Onprasonk et al. (2011), que envolveu 117 inquiridos de 90 unidades de saúde na Tailândia, mostrou que os profissionais de saúde com dois ou mais anos de experiência em imunização tinham melhores conhecimentos do que aqueles com menos de dois anos de experiência (P<0,001). Em termos de local de trabalho, os que trabalhavam em hospitais tinham melhores conhecimentos do que os que trabalhavam em centros de saúde (P<0,001). No entanto, não se registou uma diferença significativa de conhecimentos entre os funcionários de saúde pública e os enfermeiros. Em geral, estes estudos mostram que o conhecimento sobre a prestação de serviços de vacinação difere entre grupos profissionais, dependendo do aspeto da prestação de serviços estudado.

1.4.3.4 . Avaliação da formação do pessoal de saúde sobre a introdução de novas vacinas no que respeita à prestação de serviços de imunização.

Não existe uma avaliação documentada da formação dos profissionais de saúde antes da introdução de novas vacinas no que respeita à prestação de serviços de imunização na Nigéria. Contudo, na Turquia, Uskun et al (2008) mostraram que a formação em imunização levou a um aumento estatisticamente significativo das taxas de cobertura de imunização (P<0,001) para todas as vacinas do calendário nacional de imunização. Duzentos e vinte e nove funcionários dos PHC participaram na formação em vacinação e foram analisadas as taxas de cobertura vacinal três meses antes da formação e três meses após a formação. No entanto, a duração da formação - 3 dias - é curta em comparação com o conteúdo da formação. Além disso, o período de tempo para avaliar o impacto da formação na cobertura da vacinação - 3 meses - é insuficiente para avaliar corretamente o efeito devido a outros factores que podem estar relacionados com a cobertura da vacinação, como a sensibilização dos pais. Um estudo semelhante efectuado por Uzochukwu et al. concluiu que os profissionais de saúde tinham mais doenças infantis após uma intervenção de formação (P<0,05). Neste estudo, 32 profissionais de saúde receberam formação em AIDPI e a sua gestão de crianças doentes foi observada antes e depois da intervenção. A pequena dimensão da amostra afectaria a validade externa do estudo. Além disso, Irimu et al. (2012) mostraram que a divulgação ativa de diretrizes clínicas e a formação sobre doenças comuns da infância podem melhorar significativamente a prática clínica documentada, especialmente no que diz respeito a tarefas que dependem da competência de cada profissional de saúde. Neste estudo, o desempenho do pessoal de saúde no tratamento de crianças gravemente doentes foi avaliado antes e depois de uma intervenção de formação, utilizando 280 registos médicos selecionados aleatoriamente por ano e por doença durante o período de estudo de cinco anos. No entanto, a falta de dados de controlo dificulta a inferência de relações causais entre a intervenção e os resultados. Além disso, a análise dos registos pressupõe que os registos escritos reflectem a prática real, o que pode não ser o caso, uma vez que é frequente a existência de registos deficientes. A análise da Merck Vaccine Network-Africa (MVN-A) sobre a formação em imunização em quatro países (Quénia, Mali, Uganda e Zâmbia) realizada por Fiske et al. (2012) revela um sucesso demonstrável na melhoria dos conhecimentos e competências dos formandos. Enquanto o programa na Zâmbia mostrou aumentos estatisticamente significativos (valor P < .001) nas pontuações dos testes antes e depois da formação em quase todas as áreas de vacinação testadas, os programas no Quénia (MVN-K), Mali e Uganda relataram melhorias significativas nas pontuações dos testes entre 5 e 15 pontos percentuais após a formação. Cerca de 1611 profissionais de saúde participaram nos programas de formação ao longo de um período de dez anos, utilizando os resultados dos testes antes e depois da formação. Embora tenham sido utilizadas diferentes medidas de monitorização e avaliação em diferentes países, impossibilitando comparações diretas entre países, os resultados foram semelhantes, sugerindo que os conhecimentos dos formandos tinham melhorado significativamente. No entanto, o estudo de Rowe et al. (2007), que utilizou a recordação da formação de reciclagem para determinar as práticas de saúde dos profissionais de saúde, não revelou uma associação significativa com a formação (P=0,64). Este estudo, realizado no Quénia, analisou 192 consultas de crianças doentes realizadas por 114 ACS durante um período de dois meses. No entanto, é de notar que a medição da exposição à intervenção se baseou na recordação da experiência de formação, pelo que pode ter sido enviesada.

1.4.3.5   Resumo da revisão da literatura:

Em resumo, a literatura sugere que a introdução de uma nova vacina exige uma mão de obra suficientemente qualificada (Lahariya et al., 2013, Mantel & Wang, 2012). A introdução de uma nova vacina requer a formação dos profissionais de saúde para melhorar os seus conhecimentos sobre a nova vacina e a prestação de serviços de imunização em geral (Mantel & Wang, 2012, Lahariya et al., 2013, Otieno, 2012). A formação conduz frequentemente a um aumento dos conhecimentos (Otieno, 2012 & Fiske, et al. 2012), mas isto nem sempre se traduz numa maior cobertura de imunização para os antigénios já incluídos no calendário de vacinação, como Hyde et al. (2012) demonstram no seu relatório. Embora a Nigéria tenha incluído anteriormente a febre-amarela e a hepatite B no calendário de vacinação, nunca houve qualquer forma de avaliação do impacto da formação em imunização nos conhecimentos dos profissionais de saúde.

CAPÍTULO 2 FINALIDADES E OBJECTIVOS

Uma das actividades que antecedem a introdução de novas vacinas é a formação dos profissionais de saúde para melhorar a sua compreensão da vacina e da prestação de serviços em geral. A formação abrangeu todos os tópicos relevantes para a prestação de serviços de imunização (NPHCDA, 2012). Os profissionais de saúde do Estado de Edo beneficiaram desta formação em 2012, antes da introdução da vacina pentavalente, ao passo que os profissionais de saúde do Estado do Delta ainda não tinham (teoricamente) beneficiado da mesma na altura deste estudo, devido à introdução faseada na Nigéria. Este estudo investiga se existe uma diferença significativa nos conhecimentos dos profissionais de saúde sobre a prestação de serviços de imunização entre os Estados do Edo e do Delta com base na formação sobre a nova vacina. No entanto, alguns profissionais de saúde do Estado do Delta participaram efetivamente na formação. Do mesmo modo, alguns dos profissionais de saúde do Estado de Edo não receberam formação, o que alarga o âmbito do estudo a uma comparação entre profissionais de saúde com e sem formação. Espera-se que os resultados deste estudo forneçam informações úteis para melhorar a formação em imunização na Nigéria.

2.1 Questão de investigação:

A formação anterior à introdução da vacina pentavalente influenciou os conhecimentos dos profissionais de saúde sobre a prestação de serviços de imunização?

2.2 Objetivo principal:

O objetivo do estudo é avaliar o impacto da formação antes da introdução da vacina pentavalente nos conhecimentos dos profissionais de saúde sobre a prestação de serviços de imunização e determinar se os cuidados e outras variáveis sociodemográficas estão de alguma forma relacionados com os seus conhecimentos.

2.3 Objectivos:

Os objectivos do presente estudo são:

1. Analisar a literatura disponível sobre o impacto da formação e de outras actividades de reforço das capacidades relacionadas com a introdução de vacinas novas e subutilizadas no sistema de imunização.
2. Determinar o nível de conhecimentos sobre a prestação de serviços de imunização entre os trabalhadores do sector da saúde nos Estados de Edo e Delta, utilizando questionários pré-validados
3. Investigar se existem diferenças nos conhecimentos sobre a prestação de serviços de imunização entre os profissionais de saúde dos Estados de Edo e Delta em termos de formação, supervisão recebida e antecedentes socio-demográficos.
4. Fazer recomendações adequadas à Agência Nacional de Desenvolvimento dos Cuidados de Saúde Primários (NPHCDA) sobre o impacto da nova formação em vacinas no sistema de imunização e destacar as questões relevantes que devem ser realçadas

Os pressupostos epistemológicos deste estudo baseiam-se na abordagem dedutiva positivista, que assume que existe uma realidade objetiva e mensurável entre o conhecimento dos profissionais de saúde com e sem formação. Neste estudo, o conhecimento é assumido como uma verdade absoluta e mensurável como bom ou mau através da investigação empírica (Durand, & Vaara, (n.d)). A natureza quantitativa do estudo permite a recolha de dados através de questionários normalizados, que são analisados e se retiram conclusões para responder à questão de investigação. O instrumento é padronizado e estruturado para minimizar a influência do investigador sobre os inquiridos (Bowling, 2011). Esta abordagem permite um melhor controlo e uma maior confiança na análise dos resultados, uma vez que os dados gerados, que são factos observados, foram recolhidos através do mesmo questionário, evitando assim enviesamentos. É formulada e testada uma hipótese com base nas observações dos dados gerados (Bruce et al., 2008). Os resultados foram analisados estatisticamente para determinar se existia uma correlação significativa entre a formação e o conhecimento dos profissionais de saúde sobre a prestação de serviços de imunização. Outras vantagens deste método de investigação em relação à abordagem indutiva qualitativa, que procura compreender as experiências humanas, os sentimentos e as opiniões subjectivas utilizando perguntas abertas e não estruturadas em entrevistas e discussões de grupos de discussão, incluem a capacidade de recolher informações de um grupo relativamente grande de participantes, permitindo a generalização a uma população mais vasta e a comparação de resultados entre grupos de participantes. No entanto, a abordagem dedutiva é mais rígida e dispendiosa, e é difícil reconhecer fenómenos novos e intocados, uma vez que as respostas dadas não são acompanhadas (Ben-Eliyahu, 2014). A abordagem dedutiva carece de uma visão dos pontos de vista, das emoções e dos sentimentos dos profissionais de saúde no seu local de trabalho.

Para abordar o papel do posicionamento, o investigador reconheceu que, como gestor sénior de actividades dos CSP envolvidas em muitas actividades de imunização, a minha posição poderia influenciar os participantes. Esta preocupação foi atenuada pelo facto de os questionários serem preenchidos pelos próprios nos seus dias normais de sessão. Isto garantiu que o inquérito pudesse ser realizado sem interferir com a sua rotina normal. Além disso, a participação era voluntária, o desempenho era anónimo e os resultados não seriam utilizados para fins de penalização. A utilização de questionários fechados também eliminou a influência do investigador no resultado das respostas.

CAPÍTULO 3 METODOLOGIA

Este estudo foi uma análise transversal comparativa realizada para determinar se a formação pré-implementação dos profissionais de saúde teve um impacto significativo nos seus conhecimentos sobre a administração de imunizações. A conceção foi escolhida porque é possível analisar vários resultados e exposições de uma só vez, uma vez que os dados sobre todas as variáveis são recolhidos uma vez, o que torna o estudo relativamente rápido e fácil de realizar (PHAST, 2011). O conhecimento dos profissionais de saúde com formação foi comparado com o dos profissionais de saúde sem formação sobre a prestação de serviços utilizando a formação de introdução à Pentavalente realizada no Estado de Edo. Além disso, os conhecimentos dos profissionais de saúde foram comparados utilizando variáveis intra-participantes, de acordo com uma abordagem epistemológica positivista em que as inferências são retiradas dos dados recolhidos (Bruce et al., 2008). Os dados quantitativos foram recolhidos utilizando um questionário pré-validado sobre os conhecimentos relativos a tópicos gerais de imunização.

3.1 Contexto do estudo

A Nigéria tem seis zonas geopolíticas. Os dois estados selecionados para este estudo estão localizados na zona geopolítica Sul-Sul da Nigéria. Os dois estados selecionados têm uma história económica e cultural semelhante e o Inquérito de Indicadores Múltiplos de 2011 mostra semelhanças na taxa de mortalidade infantil e na cobertura de imunização (National Bureau of Statistics et al, 2011). Ambos os estados formavam o antigo estado de Bendel, que foi dividido em duas partes em 1991.

3.1.1 Estado de Edo

O Estado de Edo tem 18 Áreas Governamentais Locais (LGAs) e está dividido em três distritos senatoriais: Norte, Sul e Central. De acordo com o censo de 2006, a população total do Estado de Edo é de 3 982 854 habitantes (Comissão Nacional da População, 2006). Assim, a proporção da população com menos de um ano de idade no Estado de Edo é de 4% da população total, o que corresponde à população-alvo para a imunização de rotina, 159 314. Há um total de 549 estabelecimentos de saúde que efectuam a imunização de rotina. Destes, 111 são estabelecimentos de saúde privados, 431 são estabelecimentos de saúde públicos e 17 são estabelecimentos de saúde secundários/terciários.

3.1.2 Estado do Delta

O estado do Delta tem três zonas senatoriais: Norte, Centro e Sul. Existem 25 LGAs e Asaba é a capital do estado. A população estimada é de 5 372 917 habitantes, sendo 210 917 a população-alvo para a imunização de rotina em menores de um ano. Há um total de 908 instalações de saúde e 469 instalações que fornecem imunização de rotina.

3.2 População do estudo

Os participantes neste estudo foram trabalhadores de saúde selecionados, responsáveis pela administração de vacinas nos Estados de Edo e Delta. Todas as áreas governamentais locais de ambos os estados foram incluídas no estudo.

3.2.1 Critérios de inclusão

Todos os inquiridos eram pessoal médico que efectua imunizações de rotina em unidades de saúde.

Todos os profissionais de saúde não diretamente envolvidos na imunização de rotina das crianças foram excluídos do estudo.

3.3 Abordagem da amostragem

A lista dos profissionais de saúde que efectuam a imunização de rotina nos dois estados de Edo e Delta serviu de base de amostragem. O número de inquiridos em cada LGA baseou-se no número de unidades de saúde que oferecem imunização de rotina. Foi efectuada uma seleção aleatória sistemática dos profissionais de saúde em todas as LGAs de cada estado até se esgotar o número total de profissionais de saúde propostos em cada estado e LGA. A seleção aleatória sistemática foi utilizada para garantir uma distribuição mais uniforme na base de amostragem. Foi utilizada uma tabela de números aleatórios para selecionar o primeiro inquirido em cada LGA, e os inquiridos subsequentes foram identificados utilizando um intervalo de amostragem calculado, obtido dividindo o número de pessoal de imunização pela dimensão da amostra necessária.

3.3.1 Tamanho da amostra

Devido à falta de provas, partiu-se do princípio de que 50% do pessoal de saúde já envolvido na prestação rotineira de serviços de imunização possui bons conhecimentos sobre imunização.

A fim de obter uma amostra representativa para as proporções, foi utilizada a fórmula de Cochran para calcular a estimativa para os dados categóricos (Bartlett et al., 2001). [2222]A fórmula de Cochran para a dimensão da amostra é a seguinte: {n = (z pq/d)}, em que Z = intervalo de confiança desejado de 95%), P = proporção estimada de um atributo na população, q = 1 - p, d = nível de precisão desejado.

[22]A amostra de Cochran para os 2 estados com n = 2 (z pq/d), com P = 0,50, q = 0,50, d = 0,1.

[2]n = 2(1,96 x 0,5 x 0,5/ 0,10)^2

n = 2(3,8416 x 0,5x0,5/0,01) = 0,69148/0,01 = 192,08

Com uma taxa de atrito de 10%, a dimensão da amostra foi de 211 profissionais de saúde por Estado. Havia 549 estabelecimentos em Edo e 469 estabelecimentos em Delta. Assumindo uma média de 2 profissionais de saúde a vacinar em cada estabelecimento, obtém-se uma amostra total de 1098 e 938 profissionais de saúde a vacinar em Edo e Delta, respetivamente. Utilizando um método de correção de população finita para os dois estados, dado pela fórmula {n = N*n/(N-1)+n}, em que n = dimensão da amostra calculada e N é o número total da população da amostra (Israel, 2013), utilizando N como 1098 e 938 para Edo e Delta, respetivamente, obtém-se o seguinte para os dois estados

n=1098*211/(1098-1)   +211n=938*211/(938-1)+211

$$n=231678/1308 \quad n=197918/1148$$

n = 177 (Estado de Edo)   n=172 (Estado do Delta)

- Assim, foram selecionados 177 profissionais de saúde em Edo e 172 profissionais de saúde em Delta. Esta seleção foi subdividida com base no número de unidades de saúde por LGA, uma vez que o número de profissionais de saúde que se espera que tenham recebido formação numa LGA é proporcional ao número de unidades de saúde nessa LGA:

Tamanho necessário

3.4 Instrumento de estudo

O instrumento utilizado para este estudo foi um questionário com respostas fechadas. Um questionário é mais barato, mais rápido de administrar e evita o enviesamento do investigador em comparação com as discussões em grupos de discussão e as entrevistas individuais. O questionário capta as respostas dos indivíduos à medida que procura os seus conhecimentos (Bruce, et al. 2008 & Bowling, 2011). O instrumento, normalizado para utilização, foi adaptado da ferramenta validada pela OMS para os cuidados de apoio e a avaliação pós-introdução de novas vacinas (NPHCDA, 2009B, & OMS, 2010). Foi utilizada porque é a ferramenta padrão disponível para medir o conhecimento e o desempenho dos profissionais de saúde na prestação de serviços de imunização. Foi adaptado, omitindo certas partes do instrumento que requerem observações no local de trabalho. Todas as perguntas do questionário estavam relacionadas com a prestação de serviços de vacinação em geral e com o tema do estudo. Para evitar enviesamentos de resposta, não foram incluídas no questionário perguntas relacionadas com as vacinas pentavalentes.

3.4.1 Pré-teste do instrumento de estudo

Os questionários foram pré-testados pelo investigador com 35 trabalhadores dos cuidados de saúde primários envolvidos na prestação de serviços de imunização numa LGA do Estado de Rivers não envolvida no estudo. Isto foi feito porque a maioria dos estudos utiliza 30 a 50 questionários para pré-teste (Bowling 2011, Bruce et al 2009 & Araoye, 2003). A distribuição dos profissionais de saúde a testar foi a seguinte: extensionistas comunitários de saúde (6), agentes comunitários de saúde (6), enfermeiros (5), parteiras (4), enfermeiros (6) e 8 profissionais de saúde. Foi efectuado um pré-teste para verificar a consistência, a clareza e a pertinência do instrumento. As perguntas ambíguas foram suprimidas e as perguntas de comunicação enganadoras foram reformuladas. O tempo atribuído para o preenchimento do questionário foi determinado com base no pré-teste.

3.5 Considerações éticas

A aprovação ética foi obtida junto do Comité Internacional de Ética em Investigação em Linha da Universidade de Liverpool, enquanto a aprovação administrativa foi concedida pelos comissários de saúde dos dois estados em estudo, Edo e Delta. A aprovação administrativa serviu de base para que o investigador tivesse acesso à lista de profissionais de saúde empregados por esses comissários. De acordo com a política da Universidade de Liverpool relativa ao consentimento para estudos de investigação, foi obtido o consentimento informado dos profissionais de saúde selecionados antes do preenchimento do questionário. A confidencialidade, a dignidade, o respeito e os direitos dos participantes foram respeitados. A participação foi voluntária e os participantes tinham o direito de retirar a sua participação. Todos os documentos éticos estão em anexo.

3.6 Recolha de dados

A administração do questionário e a recolha de dados foram preparadas com base nos dias da reunião regular dos responsáveis pela imunização dos estados federais. O estudante investigador deu aos potenciais participantes a folha de informação do participante para lerem e a oportunidade de fazerem perguntas, e assegurou aos participantes que a informação seria anónima. Os formulários de consentimento foram assinados, os questionários foram distribuídos e preenchidos individualmente sem consulta. Os questionários preenchidos foram recolhidos dos participantes selecionados para o estudo pelo estudante investigador no mesmo dia.

Os dados recolhidos foram contados para serem completados por LGA e ordenados de acordo com os respectivos estados federais. Para garantir a qualidade dos dados, estes foram introduzidos no software Epi-Info 7.0, com regras de validação definidas na fase de desenho do ecrã de introdução de dados. A taxa de resposta do estudo foi de 100%, uma vez que o número de profissionais de saúde presentes nas reuniões mensais excede o tamanho da amostra por LGA. No entanto, as poucas informações em falta (insignificantes) foram codificadas como 99 na análise.

3.7.2 Metodologia para a atribuição de pontos

Na secção A do instrumento de estudo, foram registados dados demográficos como a idade, o sexo, o nível de escolaridade, o quadro do pessoal de saúde, o nível e o tipo de formação, o apoio técnico recebido, os anos de experiência, o tipo de instalações e a duração da formação do pessoal de saúde.

A secção B do questionário, que perguntava sobre os conhecimentos dos profissionais de saúde, continha 41 perguntas relacionadas com a prestação de serviços de imunização. As respostas positivas (sim) ou as respostas corretas a uma pergunta foram pontuadas com um (1), enquanto as respostas incorrectas foram pontuadas com um zero (0). Considera-se que os profissionais de saúde têm um bom conhecimento da prestação de serviços de vacinação se obtiverem uma pontuação igual ou superior a 29 *(= 70%)* e um conhecimento fraco se a pontuação for inferior a 70%. Este método de pontuação foi derivado do ponto de corte de 70% da escala de Likert para determinar o índice de satisfação utilizado na formação de gestão intermédia (MLM) sobre imunização na região africana (OMS, 2005) e também utilizado para avaliar seminários de formação na Nigéria.

Quadro 1: Programa de recolha de dados para o Estado do Delta, com 25 LGAs e 469

estabelecimentos de saúde, e para o Estado de Edo, com 18 LGAs e 549 estabelecimentos

S/N	Name of LGA	No of HFs offering Routine Immunization	No of health workers anticipated to be trained during pentavalent introduction	No of workers to be administered the questionnaires on the meeting days	Meeting Days
1	Ethiope East	19	38	7	3/9/13
2	Ethiope West	18	36	7	3/9/13
3	Okpe	16	32	6	6/9/13
4	Sapele	13	26	5	6/9/13
5	Udu	19	38	7	6/9/13
6	Ughelli North	23	46	8	10/9/13
7	Ughelli South	25	50	9	10/9/13
8	Uvwie	18	36	7	5/9/13
9	Aniocha North	20	40	7	11/9/13
10	Aniocha South	20	40	7	11/9/13
11	Ika North East	25	50	9	13/9/13
12	Ika South	19	38	7	13/9/13
13	Ndokwa East	22	44	8	16/9/13
14	Ndokwa West	21	42	8	16/9/13
15	Oshimili North	13	26	5	18/9/13
16	Oshimili South	21	42	8	18/9/13
17	Ukwani	18	36	7	20/9/13
18	Bomadi	13	26	5	19/9/13
19	Burutu	20	40	7	19/9/13
20	Isoko North	20	40	7	23/9/13
21	Isoko South	18	36	7	23/9/13
22	Patani	15	30	6	25/9/13
23	Warri North	17	34	6	5/9/13
24	Warri South	26	52	10	27/9/13
25	Warri South West	10	20	4	27/9/13
	TOTAL (DELTA)	**469**	**938**	**172**	
1	Akoko Edo	39	78	13	2/9/13
2	Egor	24	48	8	30/9/13
3	Esan Central	24	48	8	17/9/13
4	Esan North East	21	42	7	17/9/13
5	Esan South East	22	44	7	9/9/13
6	Esan West	26	52	8	9/9/13
7	Etsako Central	20	40	6	26/9/13
8	Etsako East	28	56	9	26/9/13
9	Etsako West	34	68	11	2/9/13
10	Igueben	15	30	5	24/9/13
11	Ikpoba Okha	44	88	14	4/9/13
12	Oredo	36	72	12	4/9/13
13	Orhionmwon	36	72	12	30/9/13
14	Ovia North East	40	80	13	12/9/13
15	Ovia South West	37	74	12	12/9/13
16	Owan East	33	66	11	12/9/13
17	Owan West	24	48	8	24/9/13
18	Uhunmwode	45	90	15	24/9/13
	TOTAL (EDO)	**548**	**1096**	**177**	

de saúde

3.7 . Abordagem analítica

Os dados foram analisados com recurso ao software SPSS (21). O livro de códigos foi elaborado com base no instrumento de estudo e dividido em duas secções - a secção A tratava de informações sobre as caraterísticas sociodemográficas e a secção B sobre a prestação de serviços de imunização.

Os dados foram analisados de forma descritiva. Foram utilizadas frequências e percentagens para resumir as variáveis categóricas, como o género, o nível de habilitações, as qualificações, a faixa etária dos participantes, o número de anos de experiência profissional e o nível de habilitações, enquanto as médias e os desvios-padrão (DP) foram utilizados para resumir as variáveis contínuas, como as classificações de conhecimentos. Os pressupostos são que as amostras são amostras aleatórias das populações, que os valores das populações são normalmente distribuídos e que as variâncias das populações são iguais. Foi efectuado um teste t independente para determinar se existia uma diferença significativa nos conhecimentos sobre a administração de vacinas entre os profissionais de saúde com e sem formação nos Estados de Edo e Delta. Isto foi apropriado porque o estudo examinou a relação entre a variável contínua (pontuações de conhecimentos) e a variável categórica (profissionais de saúde com e sem formação).

A análise de variância (ANOVA) de uma via foi utilizada para comparar a média das variáveis de resultados numéricos que têm mais de duas categorias, como a relação entre o conhecimento dos profissionais de saúde e o quadro profissional, e o conhecimento e o tipo de unidade de saúde dos participantes nos dois estados. O nível de significância foi de 0,05. Assumiu-se a normalidade da distribuição dos resultados, a independência e a homogeneidade das variâncias (Monday, et al. 2005).

CAPÍTULO 4: RESULTADOS

4.1 Introdução

Este capítulo é composto por duas partes - a primeira descreve os dados sociodemográficos dos participantes, a segunda contém os valores de conhecimento dos profissionais de saúde, que foram analisados de acordo com as diferentes categorias de profissionais de saúde.

4.2 Resultados

No total, foram incluídos na amostra 349 trabalhadores do sector da saúde nos dois Estados. Isto corresponde ao cálculo da dimensão da amostra. A taxa de resposta foi de 100 %.

4.3 Informações sócio-demográficas dos inquiridos

No Estado de Edo, onde a formação teve lugar antes do lançamento, foram entrevistados 177 (50,7%) profissionais de saúde, enquanto no Estado do Delta (que ainda não tinha recebido formação na altura do estudo) participaram 172 (49,3%) profissionais de saúde.

A maioria dos inquiridos era do sexo feminino: 331 (94,8 %). De igual modo, em ambos os Estados, 98,3% dos inquiridos eram do sexo feminino em Edo e 91,3% em Delta.

Quase metade da amostra (165, 47,3 %) pertencia à faixa etária dos 26 aos 35 anos, seguida da faixa etária dos 36 aos 45 anos com 94 (26,9 %), enquanto a faixa etária dos 55+ era a menos representada com apenas 3 (0,9 %). O quadro 4 contém mais informações sobre os grupos etários nos diferentes Estados federados.

Em termos de habilitações literárias, 209 (59,9%) tinham o ensino superior e 140 (40,1%) tinham o ensino secundário. Isto também foi evidente a nível estatal, com mais participantes no Estado do Delta com um certificado de ensino secundário (47,1%) do que no Estado de Edo (33,3%).

No que se refere às qualificações profissionais dos inquiridos, a maioria era visitante de saúde sénior 113 (32,4%) ou enfermeira/parteira registada 123 (35,2%). Os profissionais médicos eram apenas 3 (0,9%). Por Estado, o Estado de Edo tinha 76 (42,93%) mais enfermeiras/parteiras registadas do que o Estado do Delta (47, 27,32%).

4.3.1 Experiência profissional dos inquiridos e tipos de organização

Um terço dos inquiridos trabalhava nas várias instalações há 1 - 5 anos 109 (31,2%). Outras respostas foram: entre 6 - 10 anos 70 (20,1%); 11 - 15 anos 57 (16,3%); 21 - 25 anos 20 (5,7%) e 26 - 30 anos 21 (6,0%). O Estado do Delta tinha menos inquiridos que tinham trabalhado no seu local de trabalho durante menos de um ano, 9 (5,2%), do que o Estado de Edo (16,9%).

A maioria dos 268 (76,8%) inquiridos trabalhava em centros de saúde primários, enquanto os que trabalhavam em centros de saúde de modelo abrangente e hospitais gerais eram uma minoria, com apenas 8 (2,3%). O Estado do Delta tinha uma proporção ligeiramente mais elevada de inquiridos a trabalhar em centros de saúde primários, com 138 (80,23%), do que o Estado de Edo, com 130 (73,44%). O Quadro 4 também mostra que o Estado de Edo tinha mais pessoal a trabalhar em clínicas de saúde primárias - a unidade de imunização mais pequena - 22 (12,42%) em comparação com 7 (4,06%) no Estado do Delta.

Quadro 2: Caraterísticas sócio-demográficas dos entrevistados

VARIABLES	STATES				Total
	Edo		Delta		
	Count	%	Count	%	
Sex					
Male	3	1.70%	15	8.70%	18 (5.2%)
Female	174	98.30%	157	91.30%	331 (94.8%)
Sub Total	177	100%	172	100%	349 (100%)
Range of Age of Participants					
16 – 25yrs.	4	2.30%	3	1.70%	7 (2.0%)
26 – 35 yrs.	83	46.90%	82	47.70%	165 (47.3%)
36 – 45 yrs.	44	24.90%	50	29.10%	94 (26.9%)
46 – 55 yrs.	44	24.90%	36	20.90%	80 (22.9%)
>55 yrs.	2	1.10%	1	0.60%	3 (0.9%)
Sub Total	177	100%	172	100%	349 (100%)
Level of Education					
Primary	0	0%	0	0 (0%)	0 (0%)
Secondary	59	33.30%	81	47.10%	140 (40.1%)
Tertiary	118	66.70%	91	52.90%	209 (59.9%)
Sub Total	177	100%	172	100%)	349 (100%)
Current Technical Qualifications (Cadre)					
JCHEW	5	2.80%	21	12.20%	26 (7.4%)
SCHEW	54	30.50%	59	34.30%	113 (32.4%)
CHO	12	6.80%	10	5.80%	22 (6.3%)
RN/Midwife	76	42.90%	47	27.30%	123 (35.2%)
EHO	2	1.10%	8	4.70%	10 (2.9%)
PHN	27	15.30%	25	14.50%	52 (14.9%)
Medical	1	0.60%	2	1.20%	3 (0.9%)
Sub Total	177	100%	172	100%	349 (100%)
Health Facility Type					
Primary Health	22	12.40%	7	4.10%	29 (8.31%)
Primary Health	130	73.45%	138	80.20%	268 (76.8%)
Comprehensive	8	4.52%	8	4.70%	16 (4.6%)
Model Health	2	1.13%	6	3.50%	8 (2.29%)
General Hospital	3	1.70%	5	2.90%	8 (2.29%)
	12	6.80%	8	4.70%	20 (5.73%)
Sub Total	177	100%	172	100%	349 (100%)
Range of Years of work Experience					
Less than one	30	16.90%	9	5.20%	39 (11.2%)
1 – 5 years	58	32.80%	51	29.70%	109 (31.2%)
6 – 10 years	28	15.80%	42	24.40%	70 (20.1%)
11 – 15 years	19	10.70%	38	22.10%	57 (16.3%)
16 – 20 years	14	7.90%	19	11.00%	33 (9.5%)
21 – 25 year	15	8.50%	5	2.90%	20 (5.7%)
26 – 30 years	13	7.30%	8	4.70%	21 (6.0%)
Sub Total	177	100%	172	100%	349 (100%)
Ever Received Training					
Yes	150	84.70%	129	75%	279 (79.9%)
No	27	14.30%	43	25%	70 (20.1%)
Sub Total	177	100%	172	100%	349 (100%)
Received Technical Support					
Yes	119	67.20%	120	69.80%	239 (68.5%)
No	58	32.80%	52	30.20%	110 (31.5%)
Sub Total	177	100%	172	100%)	349 (100%)

4.3.2 Formação e apoio técnico para a prestação de serviços de imunização

Dos 349 inquiridos, 279 (79,9%) já tinham frequentado formação sobre a prestação de serviços

de imunização. Estas formações incluíam formação em REW, vacinologia, MLM e formação em

introdução à vacina pentavalente, que só se realizava no Estado de Edo na altura deste estudo.

Uma maior proporção de participantes, 150 (84,7%), recebeu formação no Estado de Edo,

enquanto 129 (75%) receberam formação no Estado do Delta (ver Quadro 4).

Dos inquiridos que receberam formação, 108 (38,7%) receberam formação sobre a MRE, 84 (30,1%) sobre a nova vacina pentavalente, 44 (15,7%) sobre vacinologia, 3 (1,07%) sobre a vacinação contra a gripe aviária e 40 (14,3%) sobre outras imunizações. É de salientar que 16 dos inquiridos do Estado do Delta participaram na formação sobre a vacina pentavalente no Estado de Edo.

Em termos de apoio técnico que os inquiridos receberam dos seus supervisores, 139 (69,8%) receberam esse apoio, sendo os dois Estados muito semelhantes (Edo 67,2% e Delta 69,8%), como mostra o Quadro 1

4.4 Conhecimentos gerais dos inquiridos

A Tabela 3 resume a informação descritiva sobre as pontuações de conhecimentos dos inquiridos. A pontuação mínima de conhecimentos para todos os inquiridos foi de 12,0 e a máxima foi de 41,0, com uma média de 29,04 e um desvio padrão de 5,55. Utilizando a pontuação de 70% como ponto de corte para bons conhecimentos sobre a prestação de serviços de vacinação (OMS, 2005), verificou-se que 197 (56,44%) dos inquiridos tinham bons conhecimentos, com uma pontuação mínima de 70,73% e uma pontuação máxima de 100%. 117 (66%) dos inquiridos do Estado de Edo tinham bons conhecimentos sobre a prestação de serviços de vacinação, enquanto 80 (34%) dos inquiridos do Estado do Delta tinham bons conhecimentos.

Quadro 3: Estatísticas descritivas dos valores de conhecimento

	N	Max scores obtainable	Range		Mean	Std. Deviation
			Min	Max		
Knowledge score - Planning and Schedule	349	7	0	7	4.24	1.62
Knowledge score - Vaccine Supply and Cold Chain mgt.	349	8	0	8	5.02	1.72
Knowledge score - Data mgt. & Monitoring for action	349	5	0	5	3.25	1.23
Knowledge score - Immunization safety and waste mgt.	349	5	0	5	3.43	1.08
Knowledge Score - Total Communication	349	16	4	16	13.10	2.90
Total Knowledge Scores	349	41	12	41	29.04	5.55
% Knowledge score	349	100%	29.27%	100%	70.82	13.54
Knowledge score above 70% (Good knowledge)	197	100%	70.73%	100%	80.17	7.36
Edo State with Good knowledge	117	100%	29	41	33.68	3.2
Delta State with Good knowledge	80	100%	29	38	31.67	2.2

4.5 Nível de conhecimento dos inquiridos com base em determinados critérios

Os valores de conhecimento dos inquiridos com base nos critérios avaliados são apresentados nos Quadros 4 a 9.

4.5.1 Nível médio de conhecimentos entre os Estados de Edo e Delta

A pontuação média total de conhecimentos dos inquiridos dos Estados de Edo e Delta foi de 30,61 e 27,42, respetivamente (Quadro 4). O teste t para amostras independentes revelou uma diferença estatisticamente significativa nas classificações médias totais de conhecimentos entre os inquiridos dos dois estados, assumindo variâncias iguais na população (t = 5,6, df = 347 e p-valor 0,00). Houve diferenças estatisticamente significativas nas pontuações médias de conhecimentos dos inquiridos dos Estados de Edo e Delta com variâncias iguais na população nas áreas de planeamento e horários t = 5,12, df = 347 e p-valor 0,00; segurança da imunização, gestão de resíduos e acontecimentos adversos após a imunização t = 3,46, df = 347 e p-valor 0,00 e comunicação t = 3,46, df = 347 e p-valor 0,00.

Quadro 4: Estatísticas de grupo e teste T independente para o nível de conhecimentos dos inquiridos nos Estados de Edo e Delta

	State	N	Mean	Std. Deviation	Std. Error Mean	t-test for Equality of Means			
							t	df	Sig. (2-tailed)*
Knowledge score - Planning and Schedule	Edo	177	4.66	1.60	0.12	Equal variances assumed	5.12	347.0	0.00 *
	Delta	172	3.80	1.53	0.12	Equal variances not assumed	5.13	346.9	
Knowledge score - Vaccine Supply and Cold Chain mgt.	Edo	177	5.20	1.83	0.14	Equal variances assumed	1.94	347.0	0.05
	Delta	172	4.84	1.58	0.12	Equal variances not assumed	1.94	342.0	
Knowledge score - Data management & Monitoring for action	Edo	177	3.35	1.23	0.09	Equal variances assumed	1.61	347.0	0.11
	Delta	172	3.14	1.23	0.09	Equal variances not assumed	1.61	346.7	
Knowledge score - Immunization safety, waste mgt. & AEFI	Edo	177	3.78	1.03	0.08	Equal variances assumed	6.51	347.0	0.00*
	Delta	172	3.07	1.00	0.08	Equal variances not assumed	6.52	347.0	
Knowledge Score - Total Communication	Edo	177	13.62	2.71	0.20	Equal variances assumed	3.46	347.0	0.00*
	Delta	172	12.56	2.99	0.23	Equal variances not assumed	3.46	341.5	
Total Knowledge Scores	Edo	177	30.61	5.47	0.41	Equal variances assumed	5.60	347.0	0.00*
	Delta	172	27.42	5.17	0.39	Equal variances not assumed	5.60	346.7	

* Indica resultados estatisticamente significativos com um valor de P < 0,05

4.5.2 Nível médio de conhecimentos entre os inquiridos com e sem formação

As pontuações médias totais de conhecimentos para os inquiridos com e sem formação foram 29,67 e 26,50, respetivamente. O teste t de amostras independentes mostrou uma diferença estatisticamente significativa nas pontuações médias totais de conhecimentos entre os inquiridos com e sem formação, assumindo variâncias iguais na população (t = 4,39, df = 347 e p-valor 0,00). Houve diferenças estatisticamente significativas nas pontuações médias de conhecimentos dos dois grupos de inquiridos nas áreas de planeamento e horários (t = 2,8, df = 347 e p-valor 0,01); fornecimento de vacinas e gestão da cadeia de frio (t = 3,53, df = 347 e p-valor 0,00); gestão de dados e monitorização de intervenções (t = 4,03, df = 347 e p-valor 0,00) e segurança das vacinas e gestão de resíduos (t = 2,9, df = 347 e p-valor 0,00). No entanto, não foi encontrada qualquer diferença estatisticamente significativa entre os dois grupos relativamente à comunicação (t = 1,85, df = 347 e p = 0,07). Por conseguinte, os conhecimentos dos inquiridos com formação eram globalmente mais elevados do que os dos inquiridos sem formação.

	Training Status	N	Mean	Std. Deviation	Std. Error Mean	t-test for Equality of Means			
							t	df	Sig. (2-tailed)*
Knowledge score - Planning and Schedule	Yes	279	4.36	1.58	0.09	Equal variances assumed	2.80	347	0.01*
	No	70	3.76	1.69	0.20	Equal variances not assumed	2.70	102	
Knowledge score - Vaccine Supply and Cold Chain mgt.	Yes	279	5.18	1.69	0.10	Equal variances assumed	3.53	347	0.00*
	No	70	4.39	1.67	0.20	Equal variances not assumed	3.56	107	
Knowledge score - Data management & Monitoring for action	Yes	279	3.38	1.19	0.07	Equal variances assumed	4.03	347	0.00*
	No	70	2.73	1.26	0.15	Equal variances not assumed	3.89	102	
Knowledge score - Immunization safety, waste mgt. & AEFI	Yes	279	3.51	1.07	0.06	Equal variances assumed	2.90	347	0.00*
	No	70	3.10	1.07	0.13	Equal variances not assumed	2.90	106	
Knowledge Score - Total Communication	Yes	279	13.24	2.73	0.16	Equal variances assumed	1.85	347	0.07
	No	70	12.53	3.44	0.41	Equal variances not assumed	1.62	92	
Total Knowledge Scores	Yes	279	29.67	5.31	0.32	Equal variances assumed	4.39	347	0.00*
	No	70	26.50	5.82	0.70	Equal variances not assumed	4.15	100	

4.5.2.1 Nível de conhecimento dos inquiridos formados em função do tipo de formação recebida

A análise de variância unidirecional encontrou uma diferença estatisticamente significativa nas pontuações de conhecimentos dos inquiridos, dependendo do tipo de formação recebida (p-valor 0,03). A mesma diferença estatística foi encontrada para o planeamento e horários (p-valor 0,00), fornecimento de vacinas e gestão da cadeia de frio (p-valor 0,03), e segurança das vacinas e gestão de resíduos (p-valor 0,00). Uma outra análise post hoc utilizando a diferença dos mínimos quadrados mostrou que existia uma diferença nas pontuações globais de conhecimentos entre os participantes na formação em vacinas e na formação em REW (p = 0,00). Os inquiridos que tinham participado na formação em REW e na formação em novas vacinas obtiveram pontuações de conhecimentos mais elevadas do que os inquiridos que tinham participado na formação em vacinologia, na formação em MLM e noutras formas de formação, com pontuações médias de 30,7 e 29,9, respetivamente, mais elevadas do que a formação em vacinologia e MLM.

Quadro 6: Estatísticas descritivas e ANOVA de médias com base no tipo de formação em

Type of Training received	N	%	Mean scores	Std. Deviation	Min	Max
REW	108	38.7	30.7	5.0	17.0	40.0
Vaccinology	44	15.8	28.4	4.9	20.0	41.0
MLM	3	1.1	27.3	2.9	24.0	29.0
New Vaccine Introduction Training	84	30.1	29.9	5.6	13.0	39.0
Others	40	14.3	28.0	5.6	12.0	40.0
Total	279	100.0	29.7	5.3	12.0	41.0

ANOVA TABLE							
		Sum of Squares	df	Mean Square	F	Sig.
Knowledge score - Planning and Schedules	Between Groups	38.9	4	9.7	4.0	**0.00***
	Within Groups	659.2	274	2.4		
Knowledge score - Vaccine Supply and Cold Chain mgt.	Between Groups	29.7	4	7.4	2.6	**0.03***
	Within Groups	768.0	274	2.8		
Knowledge score - Immunization safety waste mgt. &AEFI	Between Groups	17.1	4	4.3	3.9	**0.00***
	Within Groups	298.6	274	1.1		
Knowledge score - Data management & Monitoring for action	Between Groups	12.6	4	3.1	2.2	0.06
	Within Groups	378.9	274	1.4		
Knowledge score - Communication	Between Groups	30.6	4	7.6	2.3	0.06
	Within Groups	911.0	274	3.3		
Total Scores	Between Groups	309.8	4	77.4	2.8	**0.03***
	Within Groups	7519.5	274	27.4		

imunização recebida pelos inquiridos

4.5.2.2 Nível de conhecimento dos inquiridos que receberam formação, dependendo da data em que a formação foi realizada

Utilizando a ANOVA, foi encontrada uma diferença estatisticamente significativa nas pontuações de conhecimentos (p = 0,00) entre os que tinham recebido formação nos onze meses anteriores ao estudo e os que tinham recebido formação mais cedo. Foi encontrado um resultado igualmente significativo para as pontuações de conhecimento sobre segurança de imunização e gestão de resíduos (p = 0,00). Os participantes que receberam formação nos últimos onze meses tiveram uma pontuação média de 28,47, enquanto os participantes que receberam formação nos últimos 12 a 23 meses tiveram a pontuação média mais elevada de 31,45.

Quadro 7 Estatísticas descritivas e ANOVA dos valores médios por tempo de formação dos inquiridos

When trained	N	%	Mean scores	Std. Deviation	Min	Max
Within the last 11 months	121	43.4	28.5	5.0	12.0	41.0
12 – 23 months	88	31.5	31.5	5.7	13.0	40.0
24 – 35 months	20	7.2	29.7	5.2	21.0	40.0
36 months and above	50	17.9	29.5	4.6	17.0	37.0
Total	279	100.0		5.30	12	41

ANOVA TABLE						
		Sum of Squares	df	Mean Square	F	Sig.
Knowledge score - Planning and Schedules	Between Groups	16.5	3	5.5	2.2	0.09
	Within Groups	681.7	275	2.5		
Knowledge score - Vaccine Supply and Cold Chain mgt.	Between Groups	20.1	3	6.7	2.3	0.07
	Within Groups	777.6	275	2.8		
Knowledge score - Immunization safety waste mgt. &AEFI	Between Groups	25.8	3	8.6	8.1	**0.00***
	Within Groups	289.9	275	1.1		
Knowledge score - Data management & Monitoring for action	Between Groups	0.2	3	0.1	0.0	0.99
	Within Groups	391.3	275	1.4		
Knowledge score - Communication	Between Groups	18.6	3	6.2	1.8	0.14
	Within Groups	922.9	275	3.4		
Total Scores	Between Groups	456.4	3	152.1	5.6	**0.00***
	Within Groups	7372.9	275	26.8		

*A diferença média é significativa ao nível < 0,05.

4.6 Nível médio de conhecimentos entre os inquiridos supervisionados e não supervisionados

A pontuação média global de conhecimentos dos inquiridos que receberam assistência técnica foi de 29,3 e a dos que não receberam assistência foi de 28,4. O teste t de amostras independentes não revelou qualquer diferença significativa nas pontuações médias de conhecimentos entre os dois grupos, assumindo variâncias iguais na população (t = 1,42, df = 347 e p-valor = 0,16). No entanto, houve uma diferença estatisticamente significativa entre os dois grupos nas áreas de planeamento e programação (t = 2,52, df = 347 e p-value = 0,01) e nas áreas de segurança da vacinação, gestão de resíduos e AEFI (t = 1,96, df = 347 e p-value = 0,05)

Quadro 8: Estatísticas de grupo e teste T independente de conhecimentos entre inquiridos supervisionados e não supervisionados nos estados de Edo e Delta

	Super visory status	N	%	Mean	Std. Devi ation	Std. Error Mean	t-test for Equality of Means	t	df	Sig. (2-tailed)*
Knowledge score - Planning and Schedule	Yes	239	68.5	4.38	1.59	0.10	Equal variances assumed	2.52	347	0.01*
	No	110	31.5	3.92	1.64	0.16	Equal variances not assumed	2.49	206	
Knowledge score - Vaccine Supply and Cold Chain mgt.	Yes	239	68.5	5.12	1.69	0.11	Equal variances assumed	1.58	347	0.12
	No	110	31.5	4.81	1.75	0.17	Equal variances not assumed	1.56	206	
Knowledge score - Data management & Monitoring for action	Yes	239	68.5	3.28	1.22	0.08	Equal variances assumed	0.76	347	0.45
	No	110	31.5	3.17	1.24	0.12	Equal variances not assumed	0.76	209	
Knowledge score - Immunization safety and waste mgt.	Yes	239	68.5	3.51	1.08	0.07	Equal variances assumed	1.96	347	0.05*
	No	110	31.5	3.26	1.05	0.10	Equal variances not assumed	1.99	219	
Knowledge Score - Total Communication	Yes	239	68.5	13.03	2.95	0.19	Equal variances assumed	-0.67	347	0.69
	No	110	31.5	13.25	2.78	0.27	Equal variances not assumed	-0.69	224	
Total Knowledge Scores	Yes	239	68.5	29.32	5.57	0.36	Equal variances assumed	1.42	347	0.16
	No	110	31.5	28.42	5.48	0.52	Equal variances not assumed	1.42	215	

* Indica resultados estatisticamente significativos com um valor de P < 0,05

4.7 Nível médio de conhecimentos dos inquiridos com base na sua experiência profissional

A ANOVA mostrou uma diferença estatisticamente significativa (p = 0,02) entre as pontuações de conhecimento e a experiência profissional, sendo que aqueles com mais experiência profissional obtiveram pontuações mais elevadas. Isto também foi observado em todas as áreas da prestação de serviços de imunização, com exceção da comunicação (p = 0,20). As pontuações médias de conhecimentos por anos de experiência variaram entre 27,05 para os inquiridos com menos de um ano e 31,7 para os que estão na profissão há 26 a 30 anos. Uma análise post hoc adicional utilizando a diferença dos mínimos quadrados mostrou que a diferença se verificou principalmente entre os inquiridos com menos de um ano de experiência e os restantes inquiridos, com exceção dos inquiridos com 1 a 5 anos e 11 a 15 anos.

Quadro 9: Estatísticas descritivas e ANOVA dos valores médios por experiência profissional

Descriptive statistics of Mean knowledge scores based on work experience						
Work Experience	N	%	Mean scores	Std. Deviation	Min.	Max
Less than one year	39	11.2	27.28	4.72	13	37
1 - 5 yrs	109	31.2	28.73	5.78	12	40
6 - 10yrs	70	20.1	30.04	5.53	14	39
11 - 15 yrs	57	16.3	28.49	5.74	14	41
16 - 20 yrs	33	9.5	29.85	4.51	22	39
21 - 25yrs	20	5.7	30.40	5.71	12	39
26 - 30 yrs	21	6.0	31.95	3.84	24	40
Total	349	100.0	29.19	5.47	12	41

ANOVA TABLE

		Sum of squares	df	Mean Square	F	Sig*
Total Knowledge score	Between Groups	447.225	6	74.537	2.5	**0.02***
	Within Groups	9976.294	342	29.170		
Knowledge score - Planning & Schedules	Between Groups	47.571	6	7.929	3.6	**0.00***
	Within Groups	745.431	342	2.180		
Knowledge score - Vaccine Supply and Cold Chain mgt.	Between Groups	40.740	6	6.790	2.3	**0.03***
	Within Groups	985.076	342	2.880		
Knowledge score - Immunization safety and waste mgt.	Between Groups	23.522	6	3.920	3.5	**0.00***
	Within Groups	380.008	342	1.111		
Knowledge score - Data management & Monitoring for action	Between Groups	23.000	6	3.833	2.6	**0.02***
	Within Groups	501.808	342	1.467		
Knowledge score - Communication	Between Groups	31.781	6	5.297	1.4	0.20
	Within Groups	1221.531	342	3.572		

4.8 Pontuações médias de conhecimentos dos inquiridos com base nos seus grupos profissionais

Utilizando a análise de variância unidirecional, foi encontrada uma diferença estatisticamente significativa nas pontuações de conhecimentos em relação aos grupos profissionais (p = 0,02), com os Enfermeiros de Saúde Pública a obterem as pontuações mais elevadas. O conhecimento dos inquiridos nas áreas de gestão de dados e monitorização de intervenções e comunicação também foi estatisticamente significativo (p = 0,03 e 0,02, respetivamente). A pontuação média para os conhecimentos variou entre 26,0 para os Técnicos de Extensão Comunitária de Saúde Júnior e 30,9 para os Enfermeiros de Saúde Pública (Tabela 10, Anexo 7).

4.9 Nível médio de conhecimentos entre os níveis de escolaridade dos inquiridos

O valor médio dos conhecimentos gerais dos inquiridos com o ensino secundário é de 28,24, enquanto o valor médio dos inquiridos com o ensino universitário é de 29,56. O teste T para amostras independentes mostrou uma diferença estatisticamente significativa, assumindo variâncias iguais na população (t = -2,2, df = 347 e valor de p = 0,03). O domínio da comunicação da vacinação mostra uma diferença estatisticamente significativa no conhecimento entre os inquiridos do ensino secundário e do ensino superior (p = 0,01), como mostra a Tabela 11 no Anexo 8

4.10 Nível médio de conhecimentos dos inquiridos em função do local de trabalho

As pontuações médias de conhecimentos dos inquiridos, de acordo com o tipo de estabelecimento em que trabalhavam, variaram entre 26,13 para os inquiridos que trabalhavam nos centros de saúde modelo e 31,25. A análise de variância unidirecional não revelou qualquer diferença estatisticamente significativa nas pontuações de conhecimentos de acordo com o tipo de estabelecimento em que os inquiridos trabalhavam (p = 0,08). (Tabela 12, Anexo 9)

4.11 Resumo dos resultados sobre os conhecimentos dos participantes no estudo

Participaram 349 pessoas, a maioria das quais do sexo feminino, de todas as áreas do pessoal de saúde envolvido na prestação de serviços de imunização em unidades de saúde. A maioria (80%) tinha completado um ou outro tipo de formação em imunização.

Verificaram-se diferenças estatisticamente significativas nos conhecimentos do pessoal de saúde nos seguintes domínios:
Os participantes do Estado de Edo tinham um nível de conhecimentos mais elevado do que os participantes do Estado do Delta.
O nível de conhecimentos dos participantes baseou-se na formação na prestação de serviços de imunização, sendo que os que tinham recebido formação tinham um nível de conhecimentos mais elevado do que os que não tinham recebido. Os participantes que tinham recebido formação em REW e formação em novas vacinas tinham um nível de conhecimentos mais elevado do que os que tinham recebido outra formação. Do mesmo modo, as pessoas que tinham recebido formação há menos de um ano tinham um nível de conhecimentos mais baixo do que as que tinham recebido formação mais de um ano antes do estudo.
Os participantes foram categorizados de acordo com o seu grupo profissional, com os CHEWS juniores a terem as pontuações de conhecimento mais baixas e os Enfermeiros de Saúde Pública as mais altas. Os participantes com formação superior tiveram pontuações de conhecimento mais elevadas do que os seus colegas com formação secundária.
Não foi encontrada qualquer diferença estatisticamente significativa nos participantes que receberam apoio técnico dos seus superiores, mas foi encontrada uma diferença estatisticamente significativa na área do planeamento e programação.

CAPÍTULO 5 DEBATE

Este capítulo compara os resultados do estudo com outros estudos semelhantes na região africana. Discute o processo de investigação no que diz respeito aos pontos fortes e fracos do estudo, destaca a sua relevância para a saúde pública e faz algumas recomendações à Agência Nacional de Desenvolvimento dos Cuidados de Saúde Primários com base nos resultados.

5.1 Implicações dos resultados

Este estudo foi realizado com o objetivo de avaliar o impacto da formação ministrada antes da introdução da vacina pentavalente nos conhecimentos dos profissionais de saúde sobre a administração da imunização. Além disso, foi investigado o impacto das caraterísticas sociodemográficas dos profissionais de saúde nos seus conhecimentos sobre a administração de imunização.

Os resultados do estudo mostram que uma percentagem mais elevada de trabalhadores no Estado de Edo tem bons conhecimentos sobre a prestação de serviços de imunização do que no Estado do Delta. A recente formação sobre a nova vacina pentavalente no Estado de Edo, que contou com a participação de 45,3% dos inquiridos, pode ter influenciado significativamente o nível de conhecimentos dos inquiridos, o que se pode refletir numa melhor recordação. Este facto pode contradizer o estudo de Rowe et al. (2007), que não mostrou uma relação significativa entre a recordação da formação e a avaliação das práticas de saúde pelos profissionais de saúde. No entanto, deve notar-se que o resultado ou impacto de uma formação pode ser influenciado por outros factores, incluindo a qualidade da formação e o empenho dos participantes na formação.

5.1.1 Formação sobre a prestação de serviços de imunização e o conhecimento do pessoal de saúde

Cerca de 80% dos inquiridos nos dois estados tinham recebido formação em imunização. Este resultado é comparável ao da avaliação Reach Every District realizada em nove países africanos (não incluindo a Nigéria), em que cerca de um terço dos distritos referiu que pelo menos 75% do pessoal de gestão da saúde distrital tinha recebido formação em PAV (OMS et al., 2007). A avaliação REW na Nigéria em 2008 mostrou um resultado semelhante: 82% do pessoal das unidades de saúde tinha recebido formação (NPHCDA, 2009).

O presente estudo mostra que os profissionais de saúde com formação em ambos os estados tinham melhores conhecimentos sobre a prestação de serviços do que os seus homólogos sem formação, confirmando as conclusões de outros estudos: Hanssmann et al. (2010), que demonstraram um aumento nos conhecimentos dos participantes e na capacidade de implementar os conhecimentos e competências adquiridos após a conclusão da formação; Rogie et al. (2003), que constataram uma melhoria nos conhecimentos dos profissionais de saúde e na qualidade dos serviços prestados após a formação, particularmente na área da gestão da cadeia de frio; Ernest (2002), que observou uma melhoria nas práticas de segurança das injecções após a formação; e Uskun et al. (2008) e Uzochukwu et al. (2008), que constataram uma melhoria nos conhecimentos e taxas de imunização após a formação dos profissionais de saúde.

Este estudo também mostra que a formação REW e a formação em novas vacinas tiveram um maior impacto nos conhecimentos do que as outras formas de formação. Este facto apoia as conclusões de Vandelaer et al. (2008), que constataram um aumento da cobertura de imunização em 64% dos 53 países que realizaram formação de trabalhadores de saúde a nível distrital no âmbito do programa Reaching Every District. Este facto é igualmente apoiado pela avaliação de Otieno (2012), que demonstrou que a formação em novas vacinas conduziu a um melhor conhecimento e prática na prestação de serviços de imunização.

Os resultados do presente estudo mostram que os inquiridos que receberam formação nos 11 meses anteriores ao estudo obtiveram as pontuações de conhecimento mais baixas em comparação com os que receberam formação durante um ano ou mais. Este resultado bastante surpreendente difere de outros estudos, como o dos "recém-formados". O resultado do presente estudo pode dever-se, pelo menos em parte, ao facto de a retenção de conhecimentos ser influenciada por outros factores, como o nível de educação, as competências individuais, a experiência e a qualidade da formação.

5.1.2 Conhecimento do pessoal de saúde e do apoio técnico

No presente estudo, não foi encontrada qualquer diferença significativa nos conhecimentos gerais sobre a implementação da vacinação entre os profissionais de saúde que tiveram apoio técnico sob a forma de supervisão de apoio por parte dos supervisores e os que não tiveram. No entanto, houve uma diferença estatisticamente significativa entre os dois grupos na área do planeamento e da programação. Este resultado contradiz o trabalho de Som et al. (2014), que encontrou um nível de conhecimento mais elevado entre os profissionais de saúde supervisionados do que entre os colegas não supervisionados.

Isto pode dever-se ao facto de o apoio técnico não ter influenciado a mudança no nível de conhecimento, uma vez que normalmente reforça o conhecimento existente e, além disso, o conhecimento influenciado reflecte o conhecimento do supervisor. A diferença estatisticamente significativa observada neste estudo nas áreas de planeamento e programação pode dever-se ao facto de os trabalhadores supervisionados estarem atualizados nestes aspetos, uma vez que são uma prioridade nos objetivos do programa do PAV do país e isso é enfatizado em todos os fóruns (NPHCDA, 2011)

5.1.3 Conhecimentos, experiência e quadro profissional do pessoal de saúde

O conhecimento do pessoal de saúde melhora de forma estatisticamente significativa quanto maior for a experiência profissional. Este resultado é semelhante ao estudo de Bolarinwa et al. (2011), que demonstrou que os conhecimentos aumentam com a experiência. Do mesmo modo, os grupos profissionais mais elevados diretamente envolvidos na prestação de serviços de vacinação tinham melhores conhecimentos do que os funcionários de grupos profissionais mais baixos. Esta constatação corrobora os resultados de Onyemucho et al. (2013), que encontraram um bom nível de conhecimento e uma prática adequada da segurança da injeção em relação ao quadro de pessoal e aos anos de experiência dos profissionais de saúde. O baixo nível de conhecimento dos médicos (apenas três neste estudo, pelo que é difícil tirar conclusões significativas) pode dever-se ao facto de a prestação de serviços de imunização nas unidades de saúde na Nigéria ser principalmente realizada por outros quadros.

5.1.4 Conhecimentos e nível de formação do pessoal de saúde

O estudo revela uma diferença estatisticamente significativa nos conhecimentos dos profissionais de saúde, consoante o nível de ensino. Esta observação, que não foi relatada na literatura, pode dever-se às diferentes informações técnicas a que o pessoal é exposto durante a sua formação pré-serviço, e a compreensão da prestação de serviços de imunização pode ser melhor entre os participantes com formação superior, que têm mais probabilidades de frequentar formação de atualização do que os seus homólogos mais jovens.

5.1.5 Conhecimento do pessoal de saúde e do local de trabalho

Não se registaram diferenças nos conhecimentos dos profissionais de saúde em função do tipo de unidade de saúde em que trabalham. Isto contrasta com o estudo transversal realizado por Onprasonk et al. (2011) na Tailândia, que mostrou que os profissionais de saúde nos hospitais tinham melhores conhecimentos sobre a prestação de serviços de vacinação do que os seus homólogos nos centros de saúde. Este facto pode dever-se à plataforma de prestação de serviços de imunização na Nigéria, que é um serviço de cuidados de saúde primários.

Na Nigéria, a imunização é uma componente da unidade de cuidados de saúde primários e, mesmo quando estes serviços são prestados em instalações terciárias e especializadas, o pessoal da unidade de cuidados de saúde primários presta estes serviços.

O estudo foi uma análise comparativa transversal de informações obtidas de representantes selecionados de profissionais de saúde nos Estados de Edo e Delta. Foi concebido com a perspetiva positivista e empírica de uma metodologia de investigação quantitativa, utilizando questionários altamente estruturados e pré-validados (Bowling, 2011). A abordagem quantitativa foi preferida à abordagem interpretativa, uma vez que proporcionou ao investigador melhores oportunidades para testar hipóteses e estabelecer relações entre atributos, uma vez que o instrumento utilizado forneceu valores quantitativos com diferenças subtis entre os inquiridos. Também ajudou o investigador a obter uma imagem global da população em estudo, tal como se encontrava no momento do estudo, uma vez que os dados gerados são descritivos. Esta abordagem também minimizou a influência do investigador sobre os inquiridos, o que é comum nos estudos qualitativos.

A estratégia de amostragem, que consistiu em selecionar inquiridos de todas as Áreas Governamentais Locais e igualmente dos três distritos senatoriais, incluindo zonas urbanas e rurais, permitiu ao investigador tirar conclusões estatisticamente válidas sobre os conhecimentos dos profissionais de saúde em matéria de prestação de serviços

A utilização de questionários sem os nomes dos participantes, com a garantia de que as respostas não seriam utilizadas de forma alguma para determinar o seu progresso no local de trabalho, eliminou as preocupações com a avaliação e o enviesamento dos relatórios se os inquiridos não revelassem as informações que lhes eram solicitadas (Bowling, 2011).

Esta é também a razão para a taxa de resposta de 100% dos participantes. A estratégia de utilizar os dias de reunião regulares dos profissionais de saúde para a distribuição e recolha dos questionários pelo investigador evitou resultados enganadores que poderiam ter resultado da utilização de materiais de referência nas respectivas unidades de saúde. Também eliminou a distração do trabalho que poderia ter aumentado a recusa em responder. Além disso, não houve coação, uma vez que o inquérito era anónimo e voluntário e os participantes tiveram a garantia de que as suas respostas não teriam qualquer impacto no seu desenvolvimento profissional.

A utilização de um livro de códigos, cuja exatidão foi verificada de forma independente pelo supervisor, garantiu a exclusão de erros do investigador, uma vez que os códigos eram mutuamente exclusivos (uma resposta só se enquadrava numa categoria).

O investigador obteve a aprovação ética da Universidade de Liverpool e a aprovação administrativa local dos Ministérios da Saúde dos Estados de Edo e Delta (Anexos 2, 3 e 4). Foi obtido o consentimento informado dos inquiridos antes da entrega dos questionários. O anonimato foi mantido, uma vez que não foram solicitados nomes ou endereços dos inquiridos no questionário. Este facto facilitou e aumentou a vontade de participar.

1.1.1 Pressupostos

Neste estudo, foram adoptadas várias hipóteses:

Partiu-se do princípio de que todas as unidades de saúde que prestam imunização de rotina, de acordo com o Ministério da Saúde, ainda estavam a prestar esses serviços na altura da recolha de dados. Também se partiu do princípio de que o conhecimento do pessoal de saúde envolvido na imunização de rotina é o mesmo, independentemente do tipo de estabelecimento de saúde, da sua localização e das qualificações profissionais dos inquiridos. Estes pressupostos revelaram-se corretos após a realização do estudo. Partiu-se do princípio de que o questionário mede os conhecimentos reais com base nas respostas corretas dadas pelos inquiridos.

Uma vez que o Estado de Edo era o único Estado onde a vacina pentavalente tinha sido introduzida na altura do estudo, partiu-se do princípio de que todos os inquiridos no Estado de Edo teriam participado na formação para a nova vacina e para os melhores conhecimentos a ela associados. No entanto, alguns dos profissionais de saúde da amostra no Estado de Edo não foram selecionados para a nova vacina. Do mesmo modo, alguns dos inquiridos do Estado do Delta juntaram-se aos seus colegas do Estado de Edo quando a sua associação profissional organizou participantes do Estado do Delta. No entanto, este facto não afectou o resultado do estudo, uma vez que se tratou de um estudo transversal em que o impacto da formação foi analisado entre os inquiridos dos dois estados, independentemente do tipo de formação.

1.1.2 Validade e fiabilidade do estudo

O pré-teste dos questionários numa população não abrangida pelo estudo ajudou o investigador a aumentar a validade e a fiabilidade dos questionários, uma vez que ajudou a redigir e a organizar corretamente as perguntas, bem como a criar boas categorias de respostas fechadas (Johnson, n.d). Ao utilizar o mesmo desenho de estudo e ao seguir os passos rigorosos deste estudo, é possível a outros investigadores replicar e testar novamente este estudo (Kumar, 2010).

5.4 Pontos fortes e fracos do estudo

A força deste estudo reside na capacidade de comparar os conhecimentos dos profissionais de saúde sobre a prestação de serviços de imunização utilizando conjuntos simples de perguntas que abrangem todas as áreas relevantes do sistema de imunização. O maior poder estatístico do estudo, resultante da dimensão adequada da amostra e da elevada taxa de resposta, permite generalizar os resultados entre os estados da zona geopolítica Sul-Sul do país. No entanto, os resultados não podem ser generalizados para estados noutras zonas geopolíticas, uma vez que existem diferenças dentro das zonas geopolíticas do país em caraterísticas como o nível de educação, fundos disponíveis para formação e supervisão dos profissionais de saúde. No entanto, o estudo pode ser reproduzido numa escala maior com o mesmo desenho de estudo para tirar conclusões significativas para o país como um todo. Outro ponto forte do estudo é o facto de fornecer informações específicas do país que permitem fazer recomendações específicas com base nos resultados.

Uma possível limitação é a avaliação do conhecimento efetivo utilizando questionários de resposta fechada, uma vez que as opções de resposta pré-codificadas podem não ser suficientemente abrangentes e nem todas as respostas podem ser facilmente absorvidas, uma vez que não há espaço para mais explicações (Bowling 2011). Do mesmo modo, a utilização de um questionário de resposta fechada não mede necessariamente o "conhecimento" em si, mas a capacidade de selecionar uma resposta correta. No entanto, o questionário utilizado continha múltiplas opções de resposta, muitas das perguntas foram reformuladas para limitar a adivinhação e testar os conhecimentos, e foram feitas perguntas duplicadas para cobrir todas as possibilidades e, assim, aumentar a fiabilidade e a validade do instrumento (Trochim, 2006). Uma outra limitação prende-se com o facto de a conceção do estudo não ter permitido identificar os inquiridos que tinham participado em várias sessões de formação e de ter sido utilizada a formação em cascata para avaliar os conhecimentos, uma vez que os conhecimentos no nível inferior da cascata dependem da qualidade da formação, do tempo entre as sessões de formação e da capacidade de memória dos formadores.

5.5 Lições aprendidas

Num estudo concebido para determinar os conhecimentos dos profissionais de saúde, teria sido preferível utilizar perguntas abertas em vez de opções de resposta, para minimizar as adivinhações e obter mais informações sobre as razões das suas respostas. Do mesmo modo, os conhecimentos sobre a aplicação da vacinação não se traduzem no desempenho efetivo, que é uma das razões para o reforço das capacidades, pelo que uma conceção de estudo que inclua a observação efectiva dos profissionais de saúde é mais adequada para comparar os conhecimentos com a prática da vacinação.

A literatura mostra que existem diferenças de conhecimentos entre os profissionais de saúde das zonas rurais e das zonas urbanas. Este facto não foi tido em conta neste estudo, pelo que, em estudos futuros, seria útil reestruturar o desenho para determinar esta caraterística na Nigéria.

O Relatório sobre a Saúde Mundial de 2000 afirma que os recursos humanos são o fator mais importante do sistema de saúde, uma vez que nenhum sistema de saúde pode funcionar sem profissionais de saúde (OMS, 2014A). O sistema de imunização depende de uma força de trabalho totalmente formada e motivada para prestar serviços de qualidade. Na Nigéria, esta mão de obra no sector da saúde não está prontamente disponível devido a um número inadequado de profissionais, à falta de competências e de uma combinação de competências entre as diferentes profissões, à elevada taxa de rotatividade e à falta de correspondência entre a formação pré-serviço e as prioridades de formação (FMOH, 2007). O estudo sublinhou o elevado número de diferentes grupos profissionais envolvidos na prestação de serviços de imunização. Embora tenham sido identificadas lacunas de conhecimentos entre os profissionais de saúde sem formação, a maioria dos profissionais de saúde recebeu várias formas de formação, pelo que garantir uma formação de boa qualidade combinada com a formação no local de trabalho, tal como recomendado na avaliação REW de 2008, contribuirá muito para reduzir as lacunas de conhecimentos. Os conhecimentos perdem-se facilmente se não forem actualizados. Por conseguinte, nunca é demais sublinhar a necessidade de formação de atualização e de formação no local de trabalho para os equipar para as suas várias tarefas de imunização.

O estudo também salientou a importância de os trabalhadores da saúde terem os conhecimentos básicos necessários para planear, organizar e coordenar actividades para uma imunização sustentável, especialmente ao nível da prestação de serviços em que trabalham (OMS AFRO, 2004). O estudo também salientou que, para além da formação formal dos trabalhadores da saúde, várias associações estão envolvidas no reforço das capacidades dos seus membros, o que é louvável, mas nunca é demais salientar a necessidade de normalização dos módulos de formação. Com base neste estudo, pode ser efectuada uma avaliação das necessidades de formação dos profissionais de saúde, de modo a que a formação de atualização e a formação relevante possam ser realizadas para preparar os profissionais de saúde para desempenharem da melhor forma as funções que lhes são atribuídas. Desta forma, o país pode colher todos os benefícios da imunização, o que contribuirá para melhorar os índices de saúde e atingir a meta 4 dos ODM.

5.7 Conclusão

Este estudo tinha como objetivo mostrar se existia uma relação entre o conhecimento dos profissionais de saúde e a formação recebida, utilizando a formação anterior à introdução da Pentavalente, e também determinar se certas actividades específicas e caraterísticas sociodemográficas dos profissionais de saúde estavam de alguma forma relacionadas com o conhecimento dos profissionais de saúde. O estudo sublinhou a importância de uma formação de qualidade para o conhecimento da prestação de serviços de imunização e confirmou as conclusões da literatura de que o nível de conhecimento dos profissionais de saúde depende da qualidade da formação, do quadro profissional e do nível de envolvimento na imunização (Ryan et al., 1990). No entanto, a formação por si só não influencia os conhecimentos sobre imunização, uma vez que o nível de supervisão desempenha um papel importante nos conhecimentos. Esta é a base da recomendação da REW, que inclui uma componente importante na supervisão de apoio como estratégia para melhorar os conhecimentos e o desempenho dos profissionais de saúde no domínio da imunização.

Com base nestas conclusões, são feitas as seguintes recomendações às agências relevantes, particularmente à NPHCDA e a alguns parceiros de imunização, para melhorar continuamente os conhecimentos sobre imunização dos profissionais de saúde, de modo a que estes possam prestar serviços de imunização de qualidade na Nigéria.

5.8 Recomendações

São propostas as seguintes recomendações:

1. Formação de atualização regular para todos os profissionais de saúde envolvidos na prestação de serviços de imunização sobre as estratégias actuais do PAV, como a formação REW, uma vez que o estudo concluiu que a formação REW tem um maior impacto nos conhecimentos.

2. A tónica deve ser colocada na qualidade da formação, uma vez que o estudo e outras conclusões mostram que os profissionais de saúde têm uma formação adequada (NPHCDA, 2009).

3. Uma vez que foi identificado um défice de conhecimentos na área da comunicação na prestação de serviços de imunização entre os extensionistas comunitários de saúde, recomenda-se a criação de materiais de informação, educação e comunicação (IEC) e um maior apoio técnico por parte dos supervisores.

4. Os médicos envolvidos na imunização devem ser encorajados a frequentar cursos específicos de imunização, como os cursos de gestores de nível intermédio do PEI, para melhorar os seus conhecimentos sobre imunização, uma vez que as suas pontuações médias neste estudo foram baixas.

5. Recomenda-se a realização de um estudo adicional em que os profissionais de saúde sejam observados no seu local de trabalho para avaliar os seus conhecimentos e desempenho, a fim de determinar se os conhecimentos dos profissionais de saúde se reflectem no seu desempenho real, conduzindo a uma maior cobertura vacinal. No entanto, como os estudos observacionais são dispendiosos e demorados e as pessoas se comportam de forma diferente quando são observadas, um estudo de acompanhamento com perguntas abertas a seguir às perguntas fechadas poderia ser útil para clarificar as razões e explicações no mesmo local (Bowling 2011).

Contagem de palavras: 10.757

Referências:

Araoye, MO (2003) Types of research methods in; *Research methodology with statistics for health and social sciences* pp 69 Nathadex Ilorin Nigeria

in Survey Research in; *Information Technology, Learning, and Performance Journal*, Vol.19 (1), disponível online em http://www.osra.org/itlpj/bartlettkotrlikhiggins.pdf (acedido em 23 de junho de 2013)

Ben-Eliyahu, A. (2014) Compreender os diferentes tipos de investigação: Qual é a diferença entre abordagens qualitativas e quantitativas? [th]In; *The Chronicle of evidenced-basedmentoring* (online) disponível em http://chronicle.umbmentoring.org/on-methods-whats-the-difference-between-qualitative- and-quantitative-approaches (Acedido em 24 de fevereiro de 2015)

Berhane Y & Dermissie M (2000) Cold chain status in vaccination centres in Ethiopia in; *East African Medical Journal* Vol. 77 (9) pp. 476-479

Bolarinwa O A, Salaudeen A G, Aderibigbe S A, Musa O I & Akande (2011) T M Conhecimento e atitude dos trabalhadores dos cuidados de saúde primários num Estado do Centro-Norte da Nigéria em relação à injeção segura em; *International Journal Of Academic Research* Vol. 3(3) pp. 209-214

Bowling, A. (2011): [rd]O quadro filosófico da medição em; *Métodos de pesquisa em Saúde, investigando saúde e serviços de saúde* 3 Ed OUP McGraw-Hill Education Inglaterra.

Bruce, N., Pope D., e Stanistreet, D. (2008): Approaches to scientific research in; *Quantitative Research Methods for Health Research: a practical interactive guide to epidemiology and statistics.* Chichester: J Wiley & Sons Ltd.

Durand, R., & Vaara, E. (n.d.) Uma verdadeira vantagem competitiva? Reflections on different epistemological approaches to strategy research (online) disponível em http://www.hec.edu/heccontent/download/4765/130926/version/2/file/CR838.pdf (acedido em 20 de junho de 2015)

Ehiri J, Oyo-Ita A, Anyanwu E, Meremikwu M & Ikpeme M (2005) Quality of child health services in primary health care facilities in South-East Nigeria in; *Child: Care, Health & Development* Vol. 31(2) Pp. 181-191

Ernest SK, (2002): Injection Safety Knowledge and Practices among health workers in; *West African Journal of Medicine* Vol. 21 (1) pp. 70-3

Ministério Federal da Saúde da Nigéria (2007): [th]*República Federal da Nigéria Plano Estratégico Nacional de Recursos Humanos para a Saúde 2008 a 2012* (em linha) disponível em http://www.who.int/workforcealliance/countries/Nigeria HRHStrategicPlan 2008 2012.pdf (acedido em 24 de janeiro de 2014)

Fiske, L, Rinderle, A & Hills, G (2012) Boosting the Immunisation Workforce: Lessons from the Merck Vaccine Network - Africa (online) disponível em [th]http://www.fsg.org/Portals/0/Uploads/Documents/PDF/Boosting the Immunization Workforce.pdf?cpgn =WP%20DL%20-%20Boosting%20the%20Immunization%20Workforce

(acedido em 25 de fevereiro de 2015)

Hanssmann C, Morrison D, Russo E, Shiu-Thornton S, Bowen D (2010): A community-based programme evaluation of community competency trainings in; *J Assoc. Nurses AIDS Care*. Vol. 21(3) pp. 240-55.

Hunt D, P (2003) The concept of knowledge and how to measure it in; *Journal of Intellectual Capital* Vol. 4 (1) (online) disponível em http://andrewvs.blogs.com/usu/files/p100.pdf (acedido em 26 de agosto de 2015)

Hyde T B, Dentz H, Mounier-Jack S, Wang S A, Burchett H E, Mantel C (2012) O impacto da introdução de novas vacinas na imunização e nos sistemas de saúde: uma revisão da literatura publicada em; *Vaccine* Vol. 30 pp. 6348-6358.

o tratamento de crianças gravemente doentes num hospital terciário do Quénia: antes e depois de uma intervenção de formação. PLoS ONE 7(7): e39964.

Israel G, D, (2013): Determining sample size in; University of Florida IFAS Extension (online) disponível em http://edis.ifas.ufl.edu/pd006 (Acedido a 23 de junho de 2013)

Joao Carlos de Timoteo Mavimbe & Gunnar Bjune (2007) Gestão da Cadeia de Frio: Conhecimentos e práticas nas unidades de cuidados de saúde primários no Niassa, Moçambique in; *Ethiopian Journal Health Development* 2007; Vol. 21(2) pp. 1-6

Johnson K, (N.D) Pre-test preparation for survey research (online) disponível em http://www.research.psu.edu/training/research-protections-workshops/orp-video-archive/documents/20070329. pdf (acedido em 21 de agosto de 2015)

[rd]Kumar R, (2010) Selecting a Study Design in; *Research Methodology: A step-by-step guide for beginners* 3 Ed. SAGE

Lahariya C, Subrmanya P & Sosler S (2013). An Assessment of hepatitis B vaccine introduction in India: lessons for roll-out and scale up of new vaccines in immunization programme in; *Indian J Public Health* Vol. 57 (1): 8-14.

[rd]Machingaidze S, Charles S. Wiysonge, e Gregory D. Hussey (2013) Strengthening the Expanded Programme on Immunization in Africa: Looking beyond 2015 in; *PLoS Medicine* (online) disponível em http://www.ncbi.nlm.nih.gov/pmc/articles/PMC3601964/#!po=9.25926 (acedido em 23 de junho de 2013).

Mantel C & Wang S (2012) The privilege and responsibility of having choices: decision-making for new vaccines in developing countries in *Health policy and planning* Vol.27 (suppl. 2) pp. ii1-ii4.

[th]Monday D, Klein G & Lee S (2005) The Assumptions of ANOVA (online) disponível em www-rohan.sdsu.**edu/~cdlin/677/ANOVA_Assumptions**.ppt (acedido em 7 de fevereiro de 2015)

Musa I. O.; Parakoyi, D. B.; e Akanbi, A. A. (2006): Evaluation of Health Education Intervention on Safe Immunisation Injection among Health Workers in Ilorin, Nigeria in; *Annals of African Medicine* Vol. 5, No. 3; 2006: 122 - 128

Gabinete Nacional de Estatística, Fundo das Nações Unidas para a População (FNUAP), Fundo das Nações Unidas para a Infância (UNICEF) e Departamento para o Desenvolvimento Internacional (DFID) (2011): Inquérito de Indicadores Múltiplos por Grupos na Nigéria, Relatório Principal Abuja Nigéria Pp. 15 & 53

Comissão Nacional da População (2006): Comissão Nacional da População: Dados oficiais do censo de 2006 por estado.

Agência Nacional de Desenvolvimento dos Cuidados de Saúde Primários (NPHCDA) (2009): Relatório de Avaliação REW 2008 Abuja 2009

Agência Nacional de Desenvolvimento dos Cuidados de Saúde Primários (NPHCDA) (2009B): Agência Nacional de Desenvolvimento dos Cuidados de Saúde Primários; Lista de controlo para a imunização de rotina de apoio Abuja 2009

Agência Nacional de Desenvolvimento dos Cuidados de Saúde Primários (NPHCDA) (2011): Plano plurianual abrangente (PPA) 2011 -2015 atualizado.

Agência Nacional de Desenvolvimento dos Cuidados de Saúde Primários (NPHCDA) (2012): Módulos de formação em imunização para a vacina pentavalente (DPT-Hep.B-Hib) na Nigéria Abuja 2012

Okwo-Bele J N & Cherian T (2012): O Programa Alargado de Imunização: Um legado duradouro da erradicação da varíola em; *Vacinas* Vol. 01 (080) pp D74 -D79

Práticas relacionadas com o programa de vacinação alargado em Kalasin, Tailândia, em: *Nagoya J. Med Sci Vol 73* pp177 -185

Onyemocho A, Joshua I A, & Enokela O P (2013) Conhecimento e prática de segurança de injeção entre trabalhadores de instalações de saúde do serviço prisional nigeriano no Estado de Kaduna em; *American Journal of Public Health Research* Vol. 1(7) pp. 171-176.

Otieno, S A (2012) Avaliação dos conhecimentos e das práticas dos profissionais de saúde sobre a gestão da vacina pentavalente em Nairobi, Quénia in; Base de dados de teses e dissertações africanas da Associação de Universidades Africanas (em linha) disponível em http://datad.aau.org/handle/123456789/50573 (Acesso em 12 de dezembro de 2014)

PHAST, (2011) Estudos Transversais: Design, Application, Strengths & Weaknesses of CrossSectional Studies in; *HealthKnowledge EDUCATION, CPD AND REVALIDATION FROM PHAST* (online) disponível em http://www.healthknowledge.org.uk/public-health-textbook/research-methods/1a- epidemiology/cs-as-is/cross-sectional-studies (Acedido a 7 de março de 2015)

Philipe D, Okwo-Bele J M & Thomas C (2009): thGlobal immunisation: status, progress, challenges and future in; *BMC International Health & Human Rights* (online) disponível em http://www.ncbi.nlm.nih.gov/pmc/articles/PMC2762311/ (Acedido a 6 de agosto de 2013).

Rogie B, Berhane Y & Bisrat F (2013): Avaliação do estado da cadeia de frio para imunização na Etiópia Central em; *Ethiopia Med J* Suppl. 1: 21 - 9.

Rowe S Y, Kelly J M, Olewe M A, Kleinbaum D G et al (2007) Effect of multiple interventions on community health workers' adherence to clinical guidelines in Siaya district, Kenya in; *Transactions of the Royal Society of Tropical Medicine and Hygiene* Vol. 101 (2) pp 188 -201.

Ryan J. M.; John G. E. e Brieger W. R. (1990): Five-year knowledge retention by volunteer primary health workers in Western Nigeria in; *Int Q Community Health Educ* (online) disponível em http://www.ncbi.nlm.nih.gov/pubmed/20840943 (acedido em 4 de março de 2013).

[th]Shen, KA, Fields, R & McQuestion, M (2014) The future of routine immunisation in the developing world: Challenges and opportunities in; *Global Health: Science and Practice* (online) disponível em http://www.ghspjournal.org/content/2/4/381.full.pdf+html (acedido em 26 de fevereiro de 2015)

Som M, Bhuputra P, Sanghamitra P, Srinivas N et al (2014) Efeito da supervisão de apoio na prestação de serviços de imunização de rotina - um estudo pós-teste aleatório em Odisha em; *Global Journal of Health Science;* Vol. 6 (6) Pp. 61 67

Trochim, W, M (2006) Content of questions in Research methods knowledge base (online) disponível em http://www.socialresearchmethods.net/kb/quescont.php (acedido em 12 de junho de 2015)

USAID (2003): Disease surveillance in; *Immunisation essentials A practical field guide*

Uskun E, Uskun SB, Uysalgenc M, & Yagiz M (2008): Effectiveness of an immunisation training intervention to improve primary health care workers' knowledge and immunisation coverage rates. in; *Public Health* Vol. 122 (9) pp. 949 - 958.

Uzochukwu B, Onwujekwe O, Ezeilo et al, (2008): Integrated management of childhood illness in Nigeria: does short-term training of health workers improve their performance? In; *Public Health* Vol. 122 pp. 367-370

Vandelaer J, Bilous J & Nshimirimana D (2008): [rd]Reaching Every District: a way to improve immunisation performance in; Bull World Health Organ (online) disponível em http://www.ncbi.nlm.nih.gov/pmc/articles/PMC2647411/ (acedido a 3 de janeiro de 2013)

Venkatachalam J, Kumar D, Gupta M & Aggarwal AK (2011) Knowledge and Skills of Primary Health Care Workers Trained on Integrated Management of Neonatal and Childhood Illness: Follow-up Assessment 3 Years after the Training in; *Indian Journal of Public Health,* Vol. 55 (4) Pp. 298 -302

[th]Wiysonge CS, Uthman OA & Hussey GD (2013) A bibliometric analysis of childhood immunization research productivity in Africa since the onset of the Expanded Program on Immunization in 1974 in; *BMC Medicine* (online) disponível em http://www.ncbi.nlm.nih.gov/pmc/articles/PMC3599719/#!po=75.0000 (Acedido a 7 de agosto de 2013).

Wonodi C.; Stokes-Prindle C.; Aina M.; Oni G.; Olukowi T.; Pate M.; Privor-Dumm L. e Levine O. (2012): Landscape Analysis of Routine Immunisation in Nigeria in; IVAC (online) disponível em http://www.jhsph.edu/research/centers-and-institutes/ivac/projects/nigeria/IVAC-Landscape-Analysis- Routine-Immunization-Nigeria-Brief.pdf (acedido em 23 de dezembro de 2012)

Organização Mundial de Saúde (OMS) AFRO (2004): Role of the EPI Managers in; Module 2 Mid Level Management course for EPI Managers, publicação do Gabinete Regional da OMS para África

Organização Mundial de Saúde (2005): Mid-Level Management Training in Immunisation in the African Region 2000 - 2004 Summative Evaluation (em linha) disponível em http://www.who.int/immunization training/reports/MLM%20course%20Evaluation final.pdf (acedido: 19 de junho de 2013)

Organização Mundial de Saúde (2009): OMS, UNICEF, Banco Mundial: Situação mundial das vacinas e da imunização
3ª edição. Genebra, Organização Mundial de Saúde

[th]Organização Mundial de Saúde (2010) New Vaccine Post Introduction Evaluation (PIE) Tool (em linha) disponível em http://whqlibdoc.who.int/hq/2010/WHO IVB 10.03 eng.pdf?ua=1 (consultado em 26 de dezembro de 2012)

Organização Mundial de Saúde (2013): [th] The RED Strategy in; Immunisation service delivery (online) disponível em http://www.who.int/immunization_delivery/systems_policy/red/en/ (acedido em 29 de março de 2013).

Organização Mundial de Saúde (2014): [th]Immunisation rate (online) disponível em http://www.who.int/mediacentre/factsheets/fs378/en/ (acedido em 20 de janeiro de 2014).

Organização Mundial da Saúde (2014A): Uma verdade universal: Não há saúde sem força de trabalho: Terceiro relatório do Fórum Global sobre Recursos Humanos para a Saúde. [th] novembro de 2013 (em linha) disponível em http://www.who.int/workforcealliance/knowledge/resources/hrhreport2013/en/ (acedido em 4 de março de 2014)

Organização Mundial de Saúde (OMS), Fundo das Nações Unidas para a Infância (UNICEF), Centro de Controlo de Doenças (CDC), Agência dos Estados Unidos para o Desenvolvimento Internacional (USAID) ImmunisationBasics (2007): In-depth Evaluation of the Reaching Every District Approach in the African Region (em linha) disponível em http://www.who.int/immunization/sage/1 AFRO 1 RED Evaluation Report 2007 Final.pdf (acedido em 3 de junho de 2013)

Brenzel L et al (2010) Impact of New Vaccine introduction on Immunisation and Health System (online) disponível em www.who.int/.../sage/NUVI_IS_HS_final_Refs_12_April_2010.pdf (acedido em 7 de dezembro de 2012)

Bruce, N., Pope D., e Stanistreet, D. (2008): Approaches to scientific research" in Quantitative Research Methods for Health Research: a practical interactive guide to epidemiology and statistics. Chichester: J Wlley & Sons Ltd.

Favin M, Macabasco R e Steinglass R (2011): Impact of New Vaccine Introduction on Developing Country Immunization Programs: A Review of the Grey Literature (online) disponível em http://www.mchip.net/sites/default/files/Impact%20of%20NVI%20on%20Developing%20Country %20Imm %20Programs-%20Grey%20Lit%20Review%20(2).pdf (acedido em 20 de março de 2013)

Green J & Thorogood N (2010) Qualitative Methodology and Health Research in; Qualitative Methods for Health Research SAGE, UK p.13

Gupta S. K., Sosler S. e Lahariya C (2012): Introdução da vacina contra Haemophilus Influenzae tipo B (Hib) como pentavalente (DPT-HebB-Hib) em 2 estados da Índia em; Indian Pediatrics (online) disponível em www.indianpediatrics.net/sep2012/707.pdf (Acessado em 6 de abril de 2013)

Hopkins P. E. (2007): Positionalities and Knowledge: Negotiating Ethics in Practice, in: ACME editorial collective 2007. (online) disponível em http://www.acme-journal.org/vol6/PEH.pdf (acedido em 24 de maio de 2013)

Ministério da Saúde do Camboja (2011): Report on the Introduction of Pentavalent Vaccine in Cambodia (online) disponível em ftp://iff-immunisation.org/.../Post%20Introduction%20Evaluation%20Re... (acedido em 4 de abril de 2013)

Musa I. O.; Parakoyi, D. B.; e Akanbi, A. A. (2006): Evaluation of Health Education Intervention on Safe Immunisation Injection among Health Workers in Ilorin, Nigeria in; *Annals of African Medicine* Vol. 5, No. 3; 2006: 122 - 128

NPHCDA (2009): Supportive supervision, a practical guide for State and LGA Routine Immunisation Managers (supervisão de apoio, um guia prático para Gestores de Imunização de Rotina de Estado e LGA) (online) disponível em http://www.immunizationbasics.jsi.com/Docs/IMMbasics_Nigeria_Support_Supervision_2009.pdf (acedido em 2 de maio de 2013)

NPHCDA (2010) Inquérito Nacional sobre a Cobertura da Imunização

Ryan J. M.; John G. E. e Brieger W. R. (1990): Five-year knowledge retention through Volunteer health workers in Western Nigeria in; *Int Q Community Health Educ* (online) disponível em http://www.ncbi.nlm.nih.gov/pubmed/20840943 (acedido a 4 de março de 2013) Immunisation options in children in: *African journals online* (online) disponível em http://www.ajol.info/index.php/nhp/article/view/62335 (acedido em 23 de fevereiro de 2013)

USAID (2003): Disease surveillance in; *Immunisation essentials A practical field guide*

OMS (2005) Vaccine introduction guidelines: adding a vaccine to a National programme - decision and implementation (em linha) disponível em http://www.who.int/vaccines-documents/DocsPDF05/777_screen.pdf (acedido em 24 de dezembro de 2012)

OMS (20052) Formação de gestores de imunização de nível médio na região africana 2000 - 2004
Avaliação sumativa (em linha) disponível em http://www.who.int/immunization_training/reports/MLM%20course%20Evaluation_final.pdf (acedido em 19 de junho de 2013)

OMS (2007): Strengthening health systems to improve outcomes a WHO's framework for action (em linha) disponível em http://www.who.int/healthsystems/strategy/everybodys_business.pdf (acedido em 16 de junho de 2012)

OMS (2009): OMS, UNICEF, Banco Mundial: Situação mundial das vacinas e da imunização 3.ª edição.

Genebra Organização Mundial de Saúde

OMS (2010): New vaccine post introduction evaluation tool in; immunization, vaccines and biological (online) disponível em http://apps.who.int/iris/bitstream/10665/70436/1/WHO_IVB_10.03_eng.pdf (Acedido a 26 de dezembro de 2012)

OMS (2011): The Expanded Programme on Immunization in; immunization service delivery (online) disponível em http://www.who.int/immunization_delivery/benefits_of_immunization/en/index.html (acedido a 12 de maio de 2011)

OMS (2012): Registo epidemiológico semanal n.º 21, 2012, 87, 201-216 (em linha) disponível em http://www.who.int/wer (acedido em 18 de julho de 2012)

Wonodi C.; Stokes-Prindle C.; Aina M.; Oni G.; Olukowi T.; Pate M.; Privor-Dumm L. e Levine

APÊNDICE 1 Proposta aprovada

Título: Avaliação do impacto da formação em vacinas pré-pentavalentes nos conhecimentos sobre imunização dos profissionais de saúde: Um estudo comparativo em dois estados nigerianos

Introdução e antecedentes: A imunização é uma das intervenções de saúde pública com melhor relação custo-eficácia e estima-se que evite mais de dois milhões de mortes por ano. Nas últimas duas décadas, foram disponibilizadas vacinas mais recentes, que estão a ser incluídas nos programas de imunização de muitos países (OMS, 2009). Em 2012, a Nigéria introduziu uma introdução faseada da vacina pentavalente (uma vacina de cinco antigénios em um que substitui a vacina de três antigénios em um contra a difteria, a tosse convulsa e o tétano e que também contém as vacinas contra o Haemophilus influenza tipo B e a hepatite B) na sua rotina. A formação centrou-se na nova vacina pentavalente e também abrangeu tópicos gerais de imunização que irão melhorar os conhecimentos do pessoal sobre microplaneamento, gestão de dados, manuseamento de vacinas, logística da cadeia de frio e eliminação de resíduos, eventos adversos pós-vacinação e competências de comunicação com pais e tutores. A literatura indica que um bom conhecimento do manuseamento correto das vacinas minimiza o risco de eventos adversos raros, ao passo que um conhecimento deficiente dos procedimentos de prestação de serviços de imunização foi identificado como um obstáculo importante à prestação de serviços de imunização de rotina (Wonodi et al; 2012, Musa et al; 2006, USAID 2003), mas não existe uma avaliação do impacto dessa formação na melhoria dos conhecimentos sobre o manuseamento e a prestação de serviços de vacinação na Nigéria. A avaliação do programa de formação é importante para a saúde pública na Nigéria, uma vez que nunca foi efectuada no passado. Fornece informações válidas sobre a eficácia da formação e a sua capacidade para aumentar a sobrevivência das crianças através da administração adequada da vacinação.

Revisão da literatura: Pensa-se que a formação e outras actividades de reforço de capacidades relacionadas com a introdução de novas vacinas melhoram os conhecimentos dos profissionais de saúde sobre a prestação de serviços de imunização em geral (Favin et al., 2011). A formação dos profissionais de saúde antes da introdução de uma nova vacina é uma das actividades de pré-introdução recomendadas para educar os profissionais de saúde sobre a nova vacina. Foi demonstrado que esta ação reforça o sistema de imunização quando são introduzidas novas vacinas (Gupta et al. 2012; OMS 2005). A formação pode centrar-se apenas na nova vacina pentavalente e abordar os benefícios, as doenças adicionais contra as quais protege e os requisitos de manuseamento e armazenamento, como foi feito no Camboja (MOH Camboja, 2011). Ou pode abranger todos os tópicos essenciais da prestação de serviços de vacinação, como a epidemiologia das doenças-alvo, a logística da cadeia de frio, a previsão e o manuseamento da vacina, a monitorização e o controlo do programa, as reacções adversas e a eliminação de resíduos (Gupta et al., 2012). O nível de conhecimento dos trabalhadores do sector da saúde depende da sua formação recente, do quadro de trabalhadores do sector da saúde, da qualidade da formação e do nível de envolvimento na imunização (Ryan et al., 1990). Esta formação pré-introdução deve complementar a formação básica recebida anteriormente. A formação relacionada com a introdução de novas vacinas, nomeadamente a formação no local de trabalho, tem sido associada a uma melhor qualidade global dos serviços de imunização (Brenzel et al., 2010). O estudo preenche a lacuna existente na literatura nigeriana, uma vez que não foi efectuada qualquer avaliação anterior do impacto da formação dos profissionais de saúde sobre a introdução de novas vacinas na prestação de serviços de imunização.

Pergunta de investigação: A formação anterior à introdução da vacina pentavalente teve impacto nos conhecimentos dos profissionais de saúde sobre a prestação de serviços de imunização?

Objetivo: Avaliar o impacto da formação ministrada antes da introdução da vacina pentavalente na prestação de serviços de imunização, centrando-se nos conhecimentos dos profissionais de saúde sobre a prestação de serviços de imunização, em comparação com os profissionais de saúde sem formação semelhante, para determinar se existe uma diferença significativa nos conhecimentos sobre a prestação de serviços de imunização entre os profissionais de saúde dos estados de Edo e Delta.

Objectivos específicos: 1. analisar a literatura disponível sobre o impacto da formação e de outras actividades de reforço das capacidades relacionadas com a introdução de vacinas novas e subutilizadas no sistema de imunização. 2. determinar o nível de conhecimentos dos profissionais de saúde dos Estados de Edo e Delta sobre a prestação de serviços de imunização, utilizando questionários pré-validados 3. investigar se existem diferenças nos conhecimentos sobre a prestação de serviços de imunização entre os profissionais de saúde dos Estados de Edo e Delta em termos de formação, supervisão recebida e antecedentes sociodemográficos. 4. recomendação(ões) adequada(s) ao Conselho Nacional das Escolas Primárias

Sistema de imunização

Abordagem epistemológica: Neste estudo, é aplicada a abordagem positivista, que se baseia em conclusões dedutivas da investigação científica derivadas de dados empíricos. A abordagem positivista pressupõe uma entidade estável e observável que pode ser medida, em contraste com a abordagem interpretativa, que se refere à compreensão humana do investigador utilizada em estudos qualitativos. É formulada uma hipótese que é testada contra as observações dos dados obtidos (Bruce et al., 2008). Neste estudo, com dados obtidos a partir de questionários concebidos com uma grande dimensão de amostra e dados numéricos, é favorecida a abordagem positivista dedutiva. A posicionalidade é evitada através da utilização de questionários de caixa de seleção (Hopkins, 2007). No entanto, esta abordagem tem a desvantagem do enviesamento humano, uma vez que as pessoas actuam em resposta aos outros que as rodeiam (Green & Thorogood 2010).

Metodologia:

Conceção e contexto do estudo: Este estudo é um estudo transversal comparativo do impacto da formação pré-introdução da vacina pentavalente nos conhecimentos dos profissionais de saúde sobre a prestação de serviços de imunização no Estado de Edo, que recebeu formação pré-introdução, e no Estado do Delta, que não recebeu formação pré-introdução. Devido às diferentes situações de implantação, que incluem a formação prévia dos profissionais de saúde, o estudo tem por objetivo comparar o impacto da formação sobre a vacina pentavalente na prestação de serviços de imunização em termos dos conhecimentos dos profissionais de saúde. Os dois estados foram selecionados por estarem situados na mesma região geográfica da Nigéria e terem histórias económicas e culturais semelhantes.

População do estudo Trata-se de profissionais de saúde responsáveis pela administração de vacinas em unidades de saúde selecionadas em Edo e Delta.

Base de amostragem e estratégia de amostragem: A lista de profissionais de saúde que efectuam a imunização de rotina nos Estados de Edo e Delta serve de base de amostragem. A divulgação da lista foi eticamente aprovada pelos Ministérios da Saúde locais. Os profissionais de saúde são selecionados a partir da lista de cada estado, que contém informações sobre o quadro e a experiência dos profissionais de saúde, para atingir a dimensão da amostra. É feita uma seleção aleatória sistemática de profissionais de saúde em cada estado até se esgotar o número total de profissionais de saúde propostos em cada estado.

Dimensão da amostra: Não existe literatura que determine o impacto da introdução da vacina pentavalente nos conhecimentos sobre a administração de imunização na Nigéria. Por conseguinte, este estudo parte do princípio de que 50% dos profissionais de saúde que efectuam a imunização de rotina em Edo e Delta possuem bons conhecimentos sobre a administração da imunização. A fórmula de Cochran para a dimensão da amostra para dados categóricos é utilizada para a estimativa, que é a seguinte: $n = 2 (zpq2/d2)$, em que n = número de amostras ou o quadro para os dois estados

$P = 0,50$, $q = 0,50$, $d = 0,1$, $n = 2(1,962 \times 0,5 \times 0,5/ 0,12)$ $n = 2(3,8416 \times 0,5 \times 0,5/0,01) = 0,69148/0,01 = 192,08$ Com uma taxa de atrito de 10%, isto dá uma dimensão de amostra de 211 profissionais de saúde por estado. Edo tem 549 estabelecimentos e Delta tem 469 estabelecimentos, com uma média de 2 profissionais de saúde a prestar serviços de vacinação em cada estabelecimento. A amostra total de profissionais de saúde em Edo e Delta seria de 1098 e 938 profissionais de saúde que oferecem vacinação, respetivamente. Utilizando um método de correção de população finita para os dois estados, dado por n = N*n/(N-1)+n

n = dimensão da amostra (211), e N = número total de trabalhadores do sector da saúde (1098 em Edo e 938 em Delta) n=1098*211/(1098-1)+211n=938*211/   (938-1)+211

n=231678/1308n=197918/1148

n = 177 (Estado de Edo)   n=172 (Estado do Delta)

177 profissionais de saúde estão empregados em Edo e 172 profissionais de saúde em em cada estado federal como intervalo de amostragem. O pessoal de saúde envolvido na prestação de serviços de imunização receberia os questionários do estudante investigador

Recolha de dados: Para o efeito, é utilizado um questionário previamente validado pela OMS. O questionário é entregue aos profissionais de saúde selecionados pelo estudante durante a reunião regular dos profissionais de saúde para a imunização. Os questionários preenchidos serão recolhidos no ponto de encontro designado no secretariado da Área Governamental Local (LGA) onde se reúnem os profissionais de saúde de ambos os Estados (25 LGAs para o Delta e 18 para o Estado de Edo).

Critérios de inclusão: Os questionários serão distribuídos ao pessoal de saúde envolvido na prestação de imunizações de rotina nas unidades de saúde selecionadas para o estudo.

Critérios de exclusão: Todos os profissionais de saúde que prestam outros serviços de cuidados de saúde primários e não estão envolvidos na prestação de imunização de rotina serão excluídos do estudo.

Instrumentos do estudo: São administrados questionários adaptados da ferramenta validada da OMS para a supervisão de apoio e avaliação pós-introdução de novas vacinas (NPHCDA 2009, OMS 2008 e OMS 2010) aos profissionais de saúde que prestam serviços de imunização de rotina e aos responsáveis pela logística das vacinas nos estabelecimentos de saúde. A ferramenta foi padronizada para medir o desempenho dos profissionais de saúde na prestação de serviços de vacinação e para avaliar os conhecimentos do pessoal. Os questionários são pré-testados para garantir a sua consistência, clareza e relevância. O pré-teste é administrado a 10% do tamanho da amostra (35) do pessoal de saúde num estabelecimento de saúde que não participa no estudo.

Considerações éticas: A aprovação ética será obtida junto do Comité Internacional de Ética em Investigação Online da Universidade de Liverpool. A aprovação administrativa será obtida junto dos Comissários da Saúde dos Estados de Edo e Delta e do Ministério da Saúde do Estado. Será obtido o consentimento informado do pessoal de saúde, de acordo com a política da Universidade de Liverpool relativa ao consentimento informado para estudos de investigação, antes do preenchimento do questionário.

Os **resultados da investigação** ajudarão a Agência Nacional para o Desenvolvimento dos Cuidados de Saúde Primários a identificar eventuais lacunas de conhecimento entre os profissionais de saúde e a planear o reforço das capacidades dos profissionais de saúde sem esperar pela introdução de novas vacinas.

Custos Os custos do estudo estão estimados em cerca de 1000 USD, que devem ser suportados pelo investigador. Estes custos são principalmente utilizados para despesas de transporte, artigos de papelaria e outras tarefas logísticas da recolha de dados.

Cronograma da dissertação (2013) Aprovação da proposta: junho, aprovação ética: julho/agosto; revisão da literatura: junho-julho; recolha e análise de dados: julho-agosto; redação: agosto-setembro; entrega do primeiro rascunho: setembro; e entrega final: outubro

Apêndice

Análise dos dados. Os dados recolhidos são analisados utilizando o pacote estatístico Epi-Info (6.0). As variáveis incluem informações sociodemográficas sobre os profissionais de saúde, com destaque para as qualificações, o quadro, a duração do envolvimento nos cuidados de saúde primários, com destaque para a imunização, a formação e os cuidados de apoio prestados pelos profissionais de saúde (Secção A), o conhecimento do planeamento e dos calendários de imunização, a gestão das reservas de vacinas e da cadeia de frio, a gestão dos dados de imunização e a monitorização das intervenções, a segurança da imunização, a gestão dos resíduos e os acontecimentos adversos após a imunização, a comunicação e as mensagens-chave para as mães e os tutores. As respostas positivas (sim) ou as respostas corretas a uma pergunta são pontuadas com um (1), enquanto as respostas incorrectas são pontuadas com um zero (0). O questionário inclui um total de 42 itens que abrangem todas as variáveis da Secção B, que trata dos conhecimentos sobre a prestação de serviços de imunização. Um profissional de saúde é considerado bem informado se os seus conhecimentos forem inferiores a 70%, com base na escala de Likert de 70% utilizada para determinar o índice de satisfação utilizado na formação de quadros médios (MLM) sobre imunização na região africana (OMS 20052). Foi efectuado um teste estatístico t independente utilizando o software Epi-info para determinar se existe uma diferença significativa nos valores médios das variáveis nos dois grupos analisados (Edo e Delta). Os dados são apresentados em quadros e diagramas.

ANEXO 2: Consentimento informado

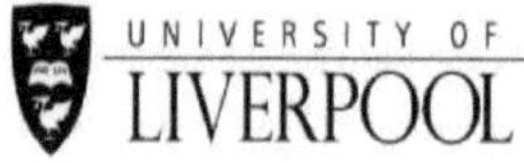

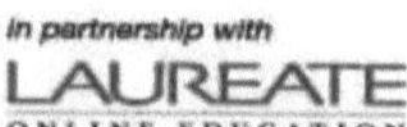

FORMULÁRIO DE CONSENTIMENTO INFORMADO PARA ESTUDOS DE INVESTIGAÇÃO

Título do projeto de investigação: Avaliação do impacto da formação de pré-introdução da vacina pentavalente nos conhecimentos dos profissionais de saúde sobre a prestação de imunização: Um estudo comparativo em dois estados nigerianos

INVESTIGADOR: Dr. Avuwa Joseph Oteri

1. Confirmo que li e compreendi a ficha de informação datada de junho de 2013 relativa a o estudo acima referido. Tive a oportunidade de verificar a informação e de colocar questões, que foram respondidas a contento.

2. Estou ciente de que a minha participação é voluntária e de que posso desistir em qualquer altura, sem necessidade de indicar os motivos e sem afetar os meus direitos.

3. Estou ciente de que posso solicitar o acesso aos seguintes dados a qualquer momento, em conformidade com a Lei de Proteção de Dados

    informações que forneço, e posso também solicitar a destruição dessas informações, se assim o desejar.

4. Estou ciente de que não serei identificado ou identificável em qualquer relatório elaborado posteriormente.

    pelo investigador

5. Concordo em participar no estudo acima referido.

Nome do   participanteDataAssinatura

Nome da pessoa que consente (testemunha)   DataAssinatura

InvestigadorDataAssinatura

Os dados de contacto do Investigador Principal são Dr. Avuwa Joseph Oteri NPHCDA
South South Zonal Office No. 26 Sapele Road, Benin City

Número de telemóvel: +2348026724545. Endereço de correio eletrónico:

josephoteri@yahoo.co.uk

Ficha de informação para os participantes

sobre os conhecimentos do pessoal de saúde acerca da prestação de serviços
de imunização: Um estudo comparativo em dois estados nigerianos

Caro participante:

Foi convidado a participar num estudo de investigação. Antes de decidir
participar, é importante que compreenda por que razão o estudo está a ser
realizado e o que envolve. Leia atentamente as informações que se seguem e
pergunte-nos se pretende obter mais informações ou se não compreende
alguma coisa. Se desejar, fale também com os seus amigos, familiares e médico
de família sobre este assunto. Gostaríamos de salientar que não é obrigado a
aceitar este convite e que só deve participar se assim o desejar.

Qual é o objetivo do estudo?

Este estudo está a ser realizado como parte dos requisitos para a conclusão de
um Mestrado em Saúde Pública na Universidade de Liverpool, Reino Unido. O
seu objetivo é avaliar o impacto da formação dos profissionais de saúde antes
da introdução da vacina pentavalente na prestação de serviços de imunização,
comparando os Estados de Delta e Edo. O estudo identificará as áreas em que
a formação precisa de ser melhorada e ajudará a formular recomendações que
reforçarão a capacitação dos profissionais de saúde no futuro.

Porque é que fui selecionado para participar?

Foi selecionado para participar porque é um profissional de saúde envolvido na
imunização na sua unidade de saúde e participou numa formação sobre a
prestação de serviços de imunização como parte da formação de introdução da
vacina pentavalente no ano passado (participantes do Estado de Edo)

Os participantes do Estado do Delta receberão formação sobre imunização antes
da introdução da vacina pentavalente no seu Estado. Um total de trezentos e
quarenta e nove trabalhadores do sector da saúde nos dois Estados receberá o
questionário (177 no Estado de Edo e 172 no Estado do Delta).

Tenho de participar?

A sua participação neste estudo é COMPLETAMENTE voluntária e pode recusar
ou desistir de participar no estudo em qualquer altura, sem explicação e sem

consequências ou represálias.

O que acontece se eu decidir participar?

Se decidir participar no estudo, terá de responder às perguntas do questionário. Isto deverá demorar cerca de 10-20 minutos. O investigador estará disponível para responder a quaisquer perguntas que possam não ser claras para si. Não lhe serão pedidas amostras (por exemplo, sangue, urina, etc.). Guarde uma cópia desta ficha de informação do participante. As suas respostas às perguntas não serão utilizadas para avaliar o seu trabalho como profissional de saúde.

Existem despesas e/ou pagamentos?

Apenas lhe é exigido o seu tempo para preencher o questionário. Não lhe serão efectuados quaisquer pagamentos ou incorridos quaisquer custos.

Existem riscos envolvidos na participação?

neste estudo.

Há alguma vantagem em participar?

Os resultados do estudo podem servir de base para futuras medidas destinadas a melhorar a formação do pessoal de saúde, especialmente porque o país planeia introduzir outras vacinas mais recentes no futuro.

O que acontece se eu estiver insatisfeito ou se houver um problema?

Se não se sentir bem, se não estiver satisfeito com o estudo ou se houver algum problema, é livre de terminar a sua participação no estudo. Contacte o diretor do estudo. Os meus dados de contacto são Dr Avuwa Joseph Oteri NPHCDA South South Zonal Office No. 26 Sapele Road, Benin City, número de telefone 08026724545, e tentaremos ajudar. Se não estiver satisfeito ou tiver uma queixa que não me possa dirigir, contacte o responsável pela governação da investigação através do número +441517948290 (ethics@liv.av.uk). Ao contactar o responsável pela governação da investigação, é favor incluir o nome ou a descrição do estudo (para que possa ser identificado), o investigador envolvido e os pormenores da queixa que deseja apresentar.

A minha participação será tratada de forma confidencial?

Todas as informações serão tratadas de forma estritamente confidencial. Para o garantir, ser-lhe-á atribuído um número de identificação e não um nome.

A minha participação está coberta pelo seguro?

Não. Este é um estudo voluntário que não envolve qualquer tratamento ou intervenção; a sua participação não será coberta pelo seguro.

O que acontecerá com os resultados do estudo?

Os resultados do estudo serão publicados como crédito parcial para um Mestrado em Saúde Pública da Universidade de Liverpool, Reino Unido. Os resultados também podem ser utilizados como base para outros estudos relacionados. Os pormenores não serão divulgados de forma alguma.

O que acontece se eu já não quiser participar?

O estudo pode ser anulado em qualquer altura, sem necessidade de justificação.

Quem posso contactar se tiver mais perguntas?

Dr. Avuwa Joseph Oteri

Gabinete Regional do NPHCDA Sul Sul

No. 26 Sapele Road, Benin City

Número de telemóvel: +2348026724545

Endereço de correio eletrónico: josephoteri@yahoo.co.uk

OBRIGADO POR DEDICAR ALGUM TEMPO A LER ISTO.

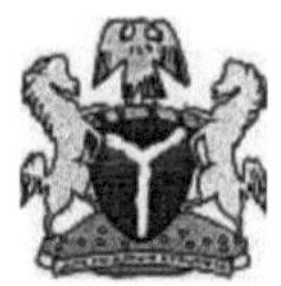

CUIDADOS DE SAÚDE PRIMÁRIOS DO ESTADO DO DELTA

AGÊNCIA DE DESENVOLVIMENTO

Tel: 056282424No.	1 Onyeka Close
Fax: 056282424Partida	DBS Road,
	P.M.B. 95114
	Asaba.

Dr. Avuwa Joseph Oteri

Agência Nacional de Desenvolvimento dos Cuidados de Saúde Primários.
Agência,

Cidade de Benim

RE: AUTORIZAÇÃO PARA EFECTUAR INVESTIGAÇÃO PARA AVALIAR O IMPACTO DA
FORMAÇÃO DOS PROFISSIONAIS DE SAÚDE ANTES DA INTRODUÇÃO DA
VACINA
PENTAVALENTE
NA PRESTAÇÃO DE SERVIÇOS DE IMUNIZAÇÃO: UM ESTUDO COMPARATIVO EM
DOIS ESTADOS DA NIGÉRIA.

Tendo analisado o seu pedido datado de 24 de março de 2013 sobre o
assunto em epígrafe, a Delta State Primary Health Care Dev. A Agência de
Desenvolvimento dos Cuidados de Saúde Primários do Estado do Delta
deseja informá-lo de que o seu pedido foi considerado e que lhe foi concedida
autorização para realizar um trabalho de investigação sobre o tema A
AVALIAÇÃO DO EFEITO DA FORMAÇÃO DE PRÉ-INTRODUÇÃO DOS
TRABALHADORES DA SAÚDE SOBRE A VACINA PENTAVALENTE NA
PRESTAÇÃO DE SERVIÇOS DE IMUNIZAÇÃO na Nigéria.

2. You are to comply with all guidelines for ensuring the total confidentiality of your respondents.

3. Furthermore, you are to forward to the Delta State Primary Health Care Dev. Agency a copy of the research work when completed.

4. BEST REGARDS

Dr J O Winful-Orieke

Functioning PS

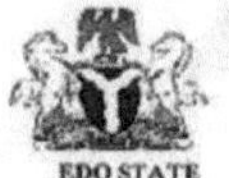

MINISTRY OF HEALTH

EDO STATE

Ring Road,

P.M.B. 1113
Benin City, Edo State
Nigeria

Tel.............................

Fax.............................

E-Mail.............................

Our Ref: HM. 1208/
Your Ref:
Date 17th April, 2013

Dr. Avuwa Joseph Oteri
National Primary Health Care Dev. Agency,
South South Zone,
Benin City

RE: PERMISSION TO CONDUCT RESEARCH ON THE EVALUATION OF THE EFFECT OF THE HEALTH WORKERS' PRE-INTRODUCTION TRAINING ON PENTAVALENT VACCINE ON IMMUNIZATION SERVICE DELIVERY: A COMPARATIVE STUDY OF TWO STATES IN NIGERIA

I am directed to acknowledge the receipt of your letter dated 24th March, 2013 on the above stated matter. Consequent upon the review of your proposal and recommendations by the State Ethical Clearance Committee, you are hereby given approval to conduct research **on the Evaluation of Effect of the Health Workers' Pre-introduction Training on Pentavalent Vaccine on Immunization Service Delivery: A comparative study of two states in Nigeria**

You are to ensure confidentiality of the respondents and make available to the library of the Ministry of Health, a copy of your research findings.

Accept the assurances of the highest esteem of the Honourable Commissioner.

Dr. (Mrs.) H.I. Eboreime
(Director Medical Services)
for: Honourable Commissioner.

QUESTIONÁRIO

Avaliar o impacto da formação em vacinas pré-pentavalentes na prestação de serviços de imunização, com especial incidência nos conhecimentos dos profissionais de saúde sobre a prestação de serviços de imunização: Um estudo comparativo em dois estados nigerianos

Número de série ----------------------

data --

Este estudo está a ser realizado como parte dos requisitos para a conclusão de um Mestrado em Saúde Pública na Universidade de Liverpool, no Reino Unido. O seu objetivo é avaliar o impacto da formação dos profissionais de saúde antes da introdução da vacina pentavalente na prestação de serviços de imunização, comparando os Estados de Delta e Edo. O estudo tem por objetivo demonstrar o impacto da formação nos conhecimentos dos profissionais de saúde sobre a prestação de serviços de imunização e contribuir para a formulação de recomendações que irão melhorar o reforço das capacidades dos profissionais de saúde no futuro.

Enquanto estudante que participa neste estudo, garantimos-lhe que todas as informações que nos fornecer serão tratadas de forma confidencial e que as respostas que der às perguntas que se seguem não serão utilizadas para avaliar o seu trabalho. Trata-se apenas de um estudo.

Por conseguinte, peço a vossa colaboração para responder às perguntas. Não é obrigado a responder se não lhe apetecer, pois trata-se de uma questão puramente voluntária.

Obrigado

Dr. Avuwa Joseph Oteri

SECÇÃO A 1.0

INFORMAÇÕES SÓCIO-DEMOGRÁFICAS

Administração local --------------------------

1. Idade do informador (em anos) Assinale a coluna adequada

(a) 16 - 25 anos

(b) 26- 35 anos

(c) 36 - 45 anos

(d) 46 - 55 anos

(e) >55 anos

ASSINALE A RESPOSTA MAIS ADEQUADA, COMO SE MOSTRA AQUI

2. **Género**. Masculino Feminino

3. **Nível de educação**

(a) Sem educação formal [

(b) Página principal

(c) Secundário

(d) Terciário

4. **Qual é a sua qualificação técnica atual?**

a) Júnior trabalhador comunitário de extensão no domínio da saúde (J CHEW)

b) Técnico superior de extensão comunitária no domínio da saúde (S CHEW)

c) Delegado de saúde do município

d) Enfermeira/parteira qualificada

e) Representante para o Ambiente e a Saúde

f) Enfermeiro de saúde pública

g) Médico assistente

5. **Há quanto tempo trabalha neste Estado/LGA/centro de saúde?**

a) Menos de um ano

b) 1-5 anos

c) 6-10 anos

d) 11 - 15 anos

e) 16 - 20 anos

f) 21-26 anos

g) 26 - 30 anos

6. **Tipo de estabelecimento de saúde onde trabalha**

a) Clínica de saúde primária

b) Centro de saúde primário

c) Centro de saúde completo

d) Modelo de centro de saúde

e) Hospital geral

f) Hospital especializado/terciário

7. **Tipo de formação que efectuou**

Alguma vez recebeu formação sobre a prestação de serviços de imunização?

a) Sim

b) Não

Em caso afirmativo, especificar o tipo

    a) REW

    b) Vacinologia

    c) MLM

    d) Formação sobre a introdução de novas vacinas

    e) Outros (especificar)

Quando é que recebeu formação?

    a) Nos últimos 11 meses

    b) 12-23 meses

    c) 24-35 meses

    d) 36 meses ou mais

8. **Recebe apoio técnico de um supervisor dentro ou fora da organização?**

    a) Sim

    b) Não

Com que frequência foi supervisionado no trabalho nos últimos seis meses?

9. **Da última vez que foi supervisionado pessoalmente, o seu supervisor fez alguma das seguintes acções?**

    a) Efetuar entregas

    b) Verificar os seus registos ou relatórios

    c) Observar o seu trabalho

    d) Dar feedback (negativo ou positivo)

    e) Dar-lhe feedback verbal de que fez o seu trabalho

    f) Apresentar observações escritas

g) Discutir os problemas com que se deparou

h) Informado sobre questões administrativas ou técnicas relacionadas com o seu trabalho

SECÇÃO B 2.0 CONHECIMENTOS DO PESSOAL DE SAÚDE SOBRE A PRESTAÇÃO DE SERVIÇOS DE IMUNIZAÇÃO

R: Planeamento e horários:

ASSINALE A(S) RESPOSTA(S) MAIS ADEQUADA(S), CONFORME INDICADO AQUI (V)

10. REW é

a) Servir todos os distritos

b) Chegar a todas as mulheres

c) Chegar a todas as estações

d) Re-vacinar todas as semanas

e) Regresso a cada estação

f) Não sei

11. No calendário de imunização da Nigéria, os seguintes antigénios são administrados à nascença

a) DPT

b) Hepatite B

c) Poliomielite oral

d) Sarampo

e) Febre amarela

f) BCG

g) CSM

h) Não sei

12. Qual das seguintes estratégias não é utilizada para o planeamento da

imunização de rotina

a) Item removido

b) Telemóvel

c) Pesquisar

d) IPDS

e) Não sei

13. A população-alvo para as crianças com menos de um ano (0-11 meses) é de

5% da população total do município em causa.

a) Sim

b) Não

c) Não sei

14. Uma LGA com baixa cobertura de DPT1 (<80%) e baixa taxa de abandono

(<10%) é classificada como um país com problemas de acesso e utilização.

a) Sim

b) Não

c) Não sei

15. A população-alvo de um estabelecimento de saúde é uma percentagem da
população-alvo total desse estabelecimento.

Comunidade

a) Sim

b) Não

c) Não sei

16. Num mapa da bacia hidrográfica, as povoações num raio de 5-10 km requerem que tipo de estratégia

a) Fixo

b) Telemóvel

c) Pesquisar

d) Nenhuma estratégia

e) Não sei

B: Vacinas, fornecimentos e gestão da cadeia de frio

17. Qual das seguintes opções NÃO é um método para calcular as necessidades de vacinas numa unidade de saúde?

a) População

b) Utilização

c) Existências de reserva

d) Mortalidade mensal

e) Grau de sujidade

f) Sessões de imunização

g) Não sei

18. As seguintes vacinas são sensíveis ao congelamento, exceto

a) OPV

b) Hepatite B

c) DPT

d) TT

e) Não sei

19. O que é o VVM

a) Vacinação versus monitorização

b) Monitor muito útil

c) Monitor de frascos de vacinas

d) Monitor de vacinas visíveis

e) Monitor de vacinas valioso

f) Não sei

20. A política do frasco multidose é utilizada para

a) Cálculo das vacinas a utilizar nas palestras educativas

b) Saber quando é que uma vacina que ainda está aberta deve ser eliminada após uma sessão

c) Taxa de desperdício de vacinas

d) AEFI

e) Não sei

21. O equipamento da cadeia de frio inclui o seguinte

a) Portador da vacina

b) Estilo Gio

c) Sacos de gelo

d) Caixas frigoríficas

f) Frigorífico

g) Livros sobre vacinas

h) Frigoríficos com gelo

i) Não sei

22. Em que fase da VVM deve ser utilizada uma vacina?

a) Nível 1 &. Nível 2

b) Nível 2 &. Nível 3

c) Nível 3 &. Nível 1

d) Nível 4 &. Nível 2

e) Nível 5 &. Nível 1

f) Não sei

23. Como é administrada a vacina contra a hepatite B?

a) Subcutâneo

b) Intracutânea

c) Intramuscular

d) Oral

e) Sublingual

f) Intravenosa

g) Não sei

24. A temperatura admissível para o armazenamento de vacinas líquidas é

a) °-8 a -2 graus centígrados

b) +2 a +8° Celsius

c) Temperatura ambiente

d) Temperatura de congelação

e) -2 a -8° Celsius

f) Não sei

C: Gestão dos dados e acompanhamento das acções

25. As ferramentas de dados incluem as seguintes excepções

a) Folha de registo

b) Registo de vacinação

c) Formulários AEFI

d) Livros sobre vacinas

e) Formulários de síntese LGA

f) Reboque frigorífico

g) Não sei

26. Ao calcular a percentagem de antigénio na sua instalação, não é necessário o seguinte

a) Grupos-alvo

b) Objetivo nacional do PEI

c) Relatório sobre a utilização de vacinas

d) Relatório mensal de síntese

e) Não sei

27. A diferença entre a cobertura da DPT1 e da DPT3 no quadro de controlo reflecte o seguinte

a) Sair

b) Reacções às vacinas

c) Mobilização social

d) Números da campanha

e) Grau de sujidade

f) Não sei

28. O problema da utilização é derivado dos dados dos estabelecimentos de saúde por

a) DPT1 elevada (>80% de cobertura) e DPT3 elevada (>80% de cobertura)

b) Baixa DPT1 (<10% de cobertura) e alta DPT3 (>80% de cobertura)

c) Elevada cobertura de DPT1 e baixa cobertura de DPT3

d) Baixa cobertura de DPT1 e baixa cobertura de DPT3

e) Não sei

29. O registo de imunização das crianças contém as seguintes informações, exceto

a) Data de nascimento

b) Peso à nascença

c) Nome dos pais

d) Endereço dos pais

e) Guia de preparação da TRO

f) Cor do cabelo do bebé

g) Não sei

D: Segurança da vacinação, gestão de resíduos e EAAV

30. O que é o AEFI?

a) Eventos adversos após a vacinação

b) Efeitos indesejáveis após a vacinação

c) Efeitos secundários após a imunização

d) Eventos apropriados para a imunização

e) Todos os eventos após a vacinação

f) Não sei

31. O tratamento recomendado para a febre ligeira após a vacinação é

a) Xarope de paracetamol

b) ORS

c) Antimaláricos

d) Xarope de Piriton

e) Phenergan xarope

f) Não sei

32. Uma prática de segurança de injeção incorrecta é a seguinte

a) Apanhar agulhas

b) Eliminação adequada numa caixa de segurança

c) Utilização de uma seringa e de uma agulha por cliente

d) Mistura de antigénio com seringas de reconstituição

e) Não esfregar o local da injeção após a injeção

f) Não sei

33. O método habitual de eliminação de resíduos na Nigéria é

a) Queimar e enterrar

b) Incineradores

c) Fosso

d) Descarga a céu aberto

e) Mergulhar no oceano

f) Não sei

34. A capacidade máxima de um cofre de segurança médio para resíduos é

   a) 50% cheio

   b) 75% cheio

   c) 100% completo

   d) >100% cheio

   e) 65% cheio

   f) Não sei

E: Comunicação

35. As seguintes informações são dadas às mães antes e depois da vacinação
(assinale verdadeiro ou falso)

   a) Planeamento familiar

   b) Novo sabonete para "craw craw"

   c) Nutrição

   d) Amamentação

   e) Férias escolares

   f) Registo de nascimento

   g) ORS

   h) Próxima visita

   i) Dias de mercado

   j) Não sei

36. Faça corresponder os seguintes antigénios às doenças que previnem, utilizando o alfabeto A -
37.   G se aplicável

Obrigado pelo vosso tempo.

	Antigens	Diseases	Answer	Tick here if you don't know
A	DPT vaccine	Poliomyelitis		
B	Yellow Fever Vaccine	Malaria		
C	Hep B Vaccine	Whooping cough		
D	BCG Vaccine	Diphtheria		
E	OPV	Tuberculosis		
F	Measles Vaccine	Hepatitis		
G	None	Tetanus		

APPENDIX 6:   Quadro 10: Estatísticas descritivas e ANOVA dos valores médios por qualificação profissional

Current technical qualification	N	%	Mean scores	Std. Deviation	Min	Max
Junior Community Health	26	7.4	26.0	5.7	12	36
Senior Community Health	113	32.4	28.7	5.5	13	40
Community Health Officer	22	6.3	29.4	5.3	13	39
Registered Nurse/Midwife	123	35.2	29.2	5.0	12	41
Environmental Health Officer	10	2.9	28.4	6.8	16	37
Public Health Nurse	52	14.9	30.9	5.6	12	39
Medical Officer	3	0.9	26.3	12.6	13	38
Total	349	100.	29.0	5.6	12	41

ANOVA TABLE

		Sum of Squares	df	Mean Square	F	Sig.
Knowledge score - Planning and Schedules	Between Groups	29.7	6	5.0	1.91	0.08
	Within Groups	885.5	342	2.6		
	Total	915.3	348			
Knowledge score - Vaccine Supply and Cold Chain mgt.	Between Groups	18.0	6	3.0	1.02	0.41
	Within Groups	1007.8	342	2.9		
	Total	1025.8	348			
Knowledge score - Immunization safety waste mgt. &AEFI	Between Groups	9.1	6	1.5	1.32	0.25
	Within Groups	394.4	342	1.2		
	Total	403.5	348			
Knowledge score - Data management & Monitoring for action	Between Groups	20.4	6	3.4	2.30	**0.03***
	Within Groups	504.4	342	1.5		
	Total	524.8	348			
Knowledge score - Communication	Between Groups	56.0	6	9.3	2.67	**0.02***
	Within Groups	1197.3	342	3.5		
	Total	1253.3	348			
Total Scores	Between Groups	468.9	6	78.1	2.61	**0.02***
	Within Groups	10257.6	342	30.0		
	Total	10726.516	348			

*A diferença média é significativa ao nível < 0,05.

APPENDIX 7: Quadro 11: Estatísticas de grupo e teste T independente sobre o nível de escolaridade dos inquiridos nos Estados de Edo e Delta

	Educ. level	N	%	Mean	Std. Devi ation	Std. Error Mean	t-test for Equality of Means	t	df	Sig. (2-tailed)*
Knowledge score - Planning and Schedule	Secondary	140	40	4.07	1.53	0.12	Equal variances assumed	2.52	347	
	Tertiary	209	60	4.34	1.67	0.11	Equal variances not assumed	2.49	315	0.12
Knowledge score - Vaccine Supply and Cold Chain mgt.	Secondary	140	40	5.07	1.67	0.14	Equal variances assumed	1.58	347	
	Tertiary	209	60	4.98	1.74	0.12	Equal variances not assumed	1.56	307	0.61
Knowledge score - Data management & Monitoring for action	Secondary	140	40	3.15	1.24	0.10	Equal variances assumed	0.76	347	
	Tertiary	209	60	3.30	1.21	0.08	Equal variances not assumed	0.76	294	0.27
Knowledge score - Immunization safety and waste mgt.	Secondary	140	40	3.39	1.03	0.08	Equal variances assumed	1.96	347	
	Tertiary	209	60	3.45	1.10	0.07	Equal variances not assumed	1.99	310	0.60
Knowledge Score - Total Communication	Secondary	140	40	12.53	2.93	0.24	Equal variances assumed	- 0.67	347	
	Tertiary	209	60	13.47	2.81	0.19	Equal variances not assumed	- 0.69	290	**0.00***
Total Knowledge Scores	Secondary	140	40	28.24	5.62	0.47	Equal variances assumed	1.42	347	
	Tertiary	209	60	29.56	5.44	0.37	Equal variances not assumed	1.42	291	**0.03***

1 Indica resultados estatisticamente significativos

APPENDIX 8: Quadro 12: Estatísticas descritivas e ANOVA dos valores médios por local de trabalho dos inquiridos

Descriptive statistics of Mean knowledge scores based on respondents' place of work						
Work Place	N	%	Mean scores	Std. Deviation	Min.	Max
Primary Health Clinic	39	8.3	28.03	6.76	12	39
Primary Health Centre	109	76.8	29.16	5.32	12	41
Comprehensive Health Centre	70	4.6	29.19	4.07	18	33
Model Health Centre	57	2.3	26.13	4.58	19	31
General Hospital	33	2.3	25.50	7.11	12	36
Specialist/Tertiary Hospital	20	5.7	31.25	6.64	20	39
Total	349	100.0	29.04	5.55	12	41

ANOVA TABLE

		Sum of squares	df	Mean Square	F	Sig*
Total Knowledge score	Between Groups	299.712	5	59.94	1.97	0.08
	Within Groups	10426.804	343	30.40		
Knowledge score - Planning & Schedules	Between Groups	13.218	5	2.644	1.01	0.41
	Within Groups	902.043	343	2.630		
Knowledge score - Vaccine Supply and Cold Chain mgt.	Between Groups	17.965	5	3.593	1.22	0.30
	Within Groups	1007.852	343	2.938		
Knowledge score - Immunization safety and waste mgt.	Between Groups	7.427	5	1.485	1.29	0.27
	Within Groups	396.103	343	1.155		
Knowledge score - Data management & Monitoring for action	Between Groups	14.921	5	2.984	2.01	0.08
	Within Groups	509.887	343	1.487		
Knowledge score - Communication	Between Groups	13.218	5	2.644	1.01	0.41
	Within Groups	902.043	5	2.630		

1 A diferença média é significativa ao nível < 0,05.

Índice

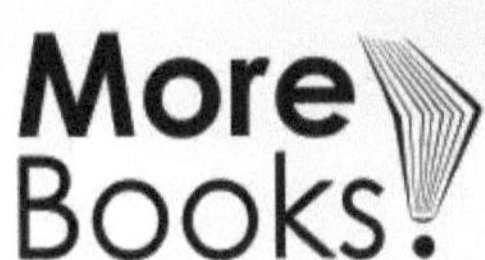

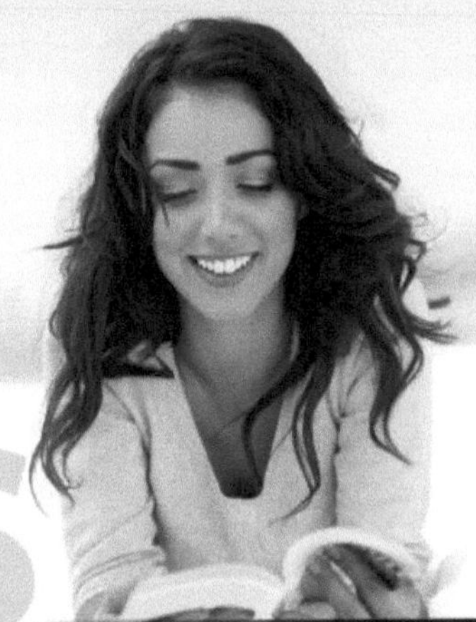

yes
I want morebooks!

Buy your books fast and straightforward online - at one of world's fastest growing online book stores! Environmentally sound due to Print-on-Demand technologies.

Buy your books online at
www.morebooks.shop

Compre os seus livros mais rápido e diretamente na internet, em uma das livrarias on-line com o maior crescimento no mundo! Produção que protege o meio ambiente através das tecnologias de impressão sob demanda.

Compre os seus livros on-line em
www.morebooks.shop

info@omniscriptum.com
www.omniscriptum.com

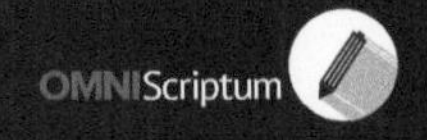

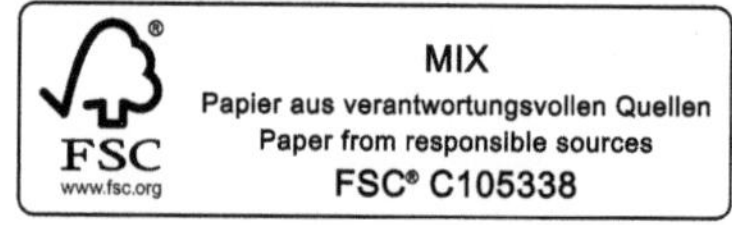

Printed by Books on Demand GmbH, Norderstedt / Germany